Babybrei Rezepte Kochbuch

Babynahrung selbst gemacht mit 150 nahrhaften und leckeren Rezepten für ein gesundes Aufwachsen.

Das Beikost Rezeptbuch für eine vielseitige Baby Ernährung im ersten Jahr

2. Auflage

ISBN: 9798642839188

Inhaltsverzeichnis

Der erste Mittagsbrei

Die Erziehung des Kindes bedarf einer großen Verantwortung und Aufmerksamkeit. Gerade während des ersten Lebensjahres ist es am verletzlichsten. Als Elternteil schenkt man seinem Kind viel Liebe und Zuwendung, damit es gesund wachsen und sich entwickeln kann.

Ernährung spielt in diesem Entwicklungsprozess eine ausschlaggebende Rolle, denn ein Baby benötigt viele Nährstoffe für eine gesunde Entwicklung. Nach den ersten Monaten, in denen das Kind ausschließlich gestillt wurde, wird es allmählich Zeit, mit der Beikost zu beginnen.

Der Zeitpunkt, um mit der Beikost anzufangen, ist vollkommen individuell, da kein Baby nach einem bestimmten Modell aufwächst. Jeder muss für sich selbst entscheiden, was seiner Meinung nach am besten ist, denn die Ernährungsform lässt viele Freiheiten. Wichtig ist, dass das Baby eine stabile Kopfhaltung hat und den Kopf selbstständig, ohne dabei nach links oder rechts zu kippen, tragen kann.

Durchschnittlich fängt man mit der ersten Beikost ab dem 4./5. Lebensmonat an. Die Monatsangaben in den Rezepten sind für Sie nur Richtwerte, die zur Orientierung dienen. Selbstverständlich können Sie frei entscheiden, wann Sie Ihr Kind bestimmte Sachen probieren lassen. Falls Sie sich bei einigen Zutaten unsicher über bestimmte Allergien sind, sprechen Sie mit Ihrem Kinderarzt und lassen Sie sich beraten.

Babybrei bietet als halbfeste Nahrung einen Übergang von der Muttermilch zur festen Nahrung. In den ersten Monaten der Beikost dient er als Ergänzung zur Muttermilch. Daher wird währenddessen stets weiter gestillt und nach und nach die Muttermilch durch die Beikost ersetzt.

Wie dieser Prozess gestaltet wird, liegt ganz bei einem selbst. Empfehlenswert ist es, den ersten Brei zum Probieren zwischen zwei Stillzeiten zu geben, damit das Kind nicht zu hungrig, aber auch nicht komplett gesättigt ist. Daher wird zuerst ein sogenannter Mittagsbrei eingeführt.

Auch hier ist Geduld erforderlich. Damit die Geschmacksknospen des Kindes die neuen Eindrücke bestmöglich aufnehmen können, sind Breie aus einer einzigen Zutat zum Einstieg ausgezeichnet.

Spielerische Annäherungen bieten dem Kind die Chance, das Essen erst mal zu erkunden, auch wenn die Unordnung dabei groß ist. Ein Lätzchen mehr oder weniger zum Waschen macht hier auch keinen Unterschied. Sie können den Boden Drumherum mit Zeitungspapier auslegen, das erspart Ihnen womöglich etwas Unordnung.

Das Schlucken von Brei ist für das Baby ein ungewöhnlicher Vorgang, weshalb es einige Anläufe dauern kann, bis es klappt. Außerdem ist der Magen des Kindes nicht sonderlich groß, darum reichen kleine Portionen, an denen Sie die Verträglichkeit und Verdaulichkeit testen können.

Der Speiseplan des Kindes kann nach den ersten möglichst reinen Mittagsbreien immer weiter ergänzt werden. Mit neuen Lebensmonaten wächst die Vielfalt an Auswahl der Zutaten, bis das Kind am Tisch mit Essen kann.

Selbstgemachter Babybrei

Das Selberkochen von Babybrei bietet einige Vorteile, die den höheren Zeitaufwand im Vergleich zum Kauf von Brei rechtfertigen. Natürlich schließt das Kochen von Babybrei nicht den Kauf aus. Es lassen sich beide Optionen prima kombinieren.

Große Vorteile beim Selberkochen sind die freie Auswahl an Zutaten und das Wissen, dass sich keine unnötigen Zusatzstoffe im Produkt befinden. Sie entscheiden selbst über die Qualität und können sich an den Vorlieben des Kindes und auch an möglichen Allergien orientieren.

Des Weiteren lässt sich die Beikost so auch ausgewogener gestalten, da sie selbst über die zugegebenen Nährstoffe entscheiden und diese auch gegebenenfalls individuell anpassen können. Je frischer die Produkte sind, die zum Kochen verwendet werden, desto mehr Nährstoffe enthält der Brei.

Grundsätzlich gilt es, Babybrei nicht zu würzen, da die Verdauung des Kindes noch keine zusätzlichen Gewürze verträgt. Außerdem ist auch die Keimfreiheit der Produkte und der verwendeten Küchenutensilien wichtig, alles sollte stets sofort unter fließendem Wasser abgewaschen werden.

Auch der schonende Kochprozess trägt zum Erhalten der Nährstoffe bei. Hier werden die Lebensmittel nur so lange gekocht oder gedünstet, wie es nötig ist. Vor dem Kochen sollten die Lebensmittel klein geschnitten werden, da kleine Stück schneller garen.

Zum Pürieren sind kleine Stücke ebenfalls sinnvoller, da gerade bei jüngeren Babys eine feinere Konsistenz erzeugt werden muss, die es dem Kind leichter macht, den Brei zu essen.

Außerdem passen Sie die Menge auf den Verbrauch an, wodurch Sie nichts wegwerfen müssen, und auch die Gläschen des Produkts werden immer wieder verwendet, weshalb auch die Lagerung der verbrauchten Gläschen keinen allzu großen Platzbedarf erfordert und nachhaltiger ist.

Sie können den Babybrei auf Vorrat kochen, indem Sie kleine Portionen einfrieren. So ist er sechs bis acht Wochen haltbar. Um den Babybrei wieder schonend aufzutauen, kann er in einem Wasserbad auf eine verzehrfertige

Temperatur gebracht werden. Der Babybrei lässt sich auch in einem luftdichten Behälter für einen Tag im Kühlschrank aufbewahren.

Die Kosten können nicht nur durch die Anpassung der Menge gesenkt werden, sondern auch, wenn regionales oder saisonales Obst und Gemüse verwendet wird. So fällt im Vergleich zu Markenprodukten der Preis deutlich geringer aus.

In diesem Rezeptbuch finden Sie 150 Rezeptideen, um die Ernährung Ihres Kindes beim Selberkochen so vielfältig wie nur möglich zu gestalten. Natürlich können Sie die Zutaten nach Belieben variieren, je nachdem, was für Ihr Kind am besten ist.

Ab 5 Monaten

1. Möhrenbrei für Einsteiger

Zutaten für 2 Portionen:

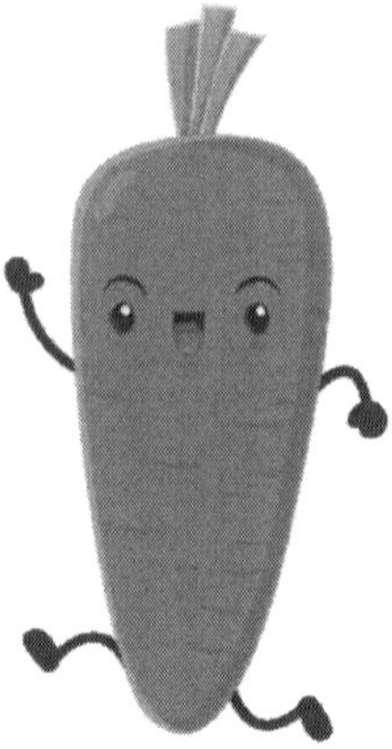

- 3 Möhren
- ¼ Apfel
- 30 ml Wasser
- Pflanzenöl (Bsp. Leinöl)

Zubereitungszeit: 15 Minuten

Zubereitung:

1. Die Möhren schälen und in kleine Stücke schneiden. Dazu wird ein Vierteil vom Apfel geschält und ebenfalls klein geschnitten.
2. Alles zusammen in einer Pfanne auf niedriger Stufe weich dämpfen.
3. Nun können die gekochten Möhren- und Apfelstücke zu einem Brei püriert werden. Um den Brei etwas cremiger zu machen, Wasser hinzugeben.
4. Kurz vor dem Essen ein wenig Leinöl untermischen.

2. Kürbisbrei als Einstieg

Zutaten für 3 Portionen:

- 1 kleiner Hokkaido-Kürbis
- Wasser
- Pflanzenöl

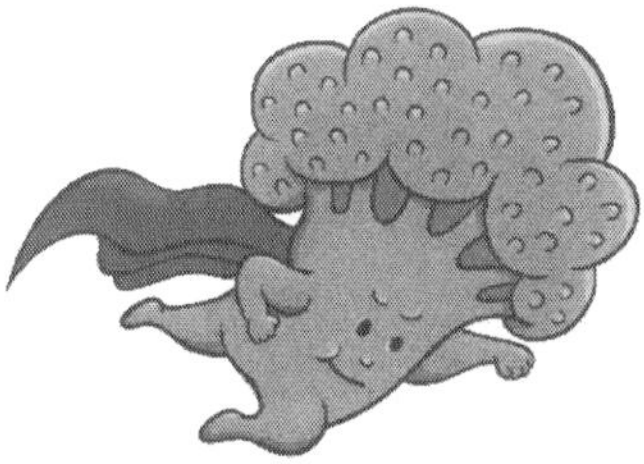

Zubereitungszeit: 20 Minuten

Zubereitung:

1. Den Hokkaido-Kürbis gründlich waschen, da die Schale beim Kochen so weich wird, dass sie mit püriert werden kann.
2. Den Kürbis entkernen und in kleine Würfel schneiden.
3. Die Kürbisstücke in einen Topf geben und so viel Wasser einfüllen, dass alles bedeckt ist. Den Topfinhalt zum Kochen bringen und mit einem Deckel zugedeckt für 10 Minuten köcheln lassen.
4. Den weich gekochten Kürbis zu feinem Brei pürieren.

3. Pastinakenbrei

Zutaten für 1 Portion:

- 50 g Pastinaken
- 50 ml Wasser
- 1 TL Pflanzenöl (Raps- oder Leinöl)

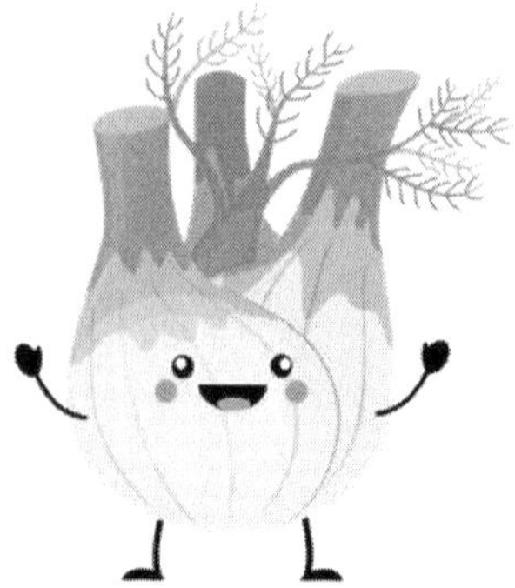

Zubereitungszeit: 15 Minuten

Zubereitung:

1. Die Pastinaken gründlich waschen und schälen, in kleine Würfel schneiden.
2. Die klein gewürfelten Pastinaken in einen Topf geben und mit dem Wasser für ungefähr 10 Minuten bei geringer Hitze köcheln lassen.
3. Sobald alles weich gekocht ist, zum Pürieren in eine Schüssel geben. Das Pflanzenöl untermischen und pürieren.
4. Optional Wasser hinzugeben, falls der Brei zu fest sein sollte.
5. Anschließend noch etwas abkühlen lassen.

4. Einfacher Zucchinibrei

Zutaten für 1 Portion:

- 100 g Zucchini
- 30 ml Wasser
- 1 TL Pflanzenöl

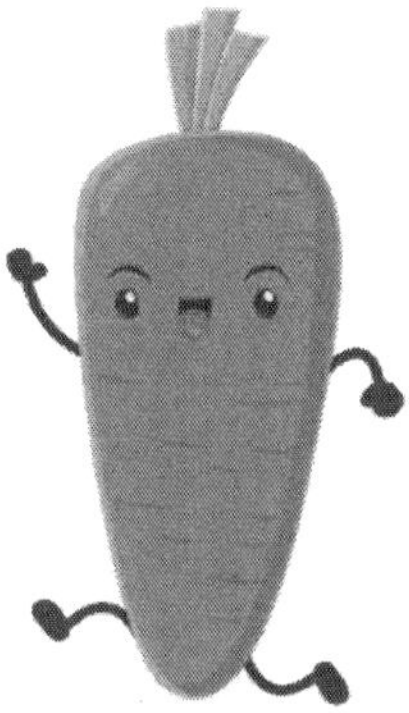

Zubereitungszeit: 10 Minuten

Zubereitung:

1. Die Zucchini gründlich waschen und klein schneiden.
2. Die klein geschnittene Zucchini mit dem Wasser in einen Topf geben.
3. Bei niedriger Stufe alles im Topf köcheln lassen. Warten, bis alles weich gekocht ist.
4. Schließlich Rapsöl unterrühren und den Inhalt pürieren. Falls die Masse noch zu fest ist, etwas Wasser dazugeben.
5. Den Zucchinibrei in eine Schüssel geben und abkühlen lassen.

5. Fenchelbrei

Zutaten für 4 Portionen:

- 200 g Fenchel
- 120 g Kartoffel
- 1 TL Rapsöl

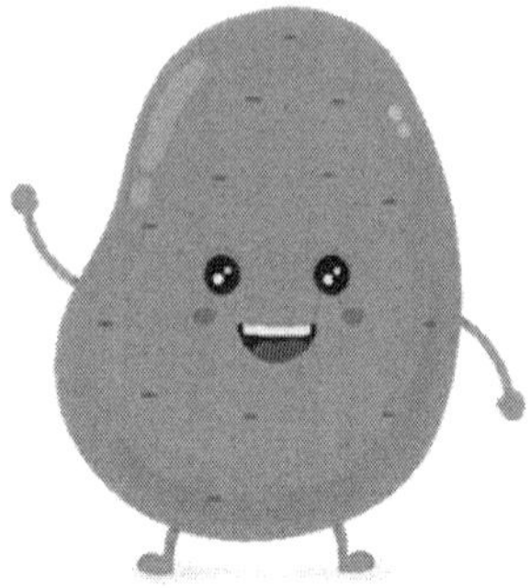

Zubereitungszeit: 20 Minuten

Zubereitung:

1. Die Kartoffeln erst säubern und dann in Stücke teilen.
2. Den Fenchel waschen und Stielansätze sowie Fenchelgrün mit Stängel abschneiden.
3. Beides in Würfel teilen.
4. Alles in einem Topf mit Wasser garen und anschließend Öl hinzufügen.
5. Pürieren und bei Bedarf Wasser nachgeben.

6. Mittagsbrei aus Kürbis und Birnen

Zutaten für 2 Portionen:

- 100 g Hokkaido-Kürbis
- 50 g Kartoffeln
- ½ Birne
- 10 g Hirseflocken
- 1 EL Rapsöl
- 70 ml Wasser

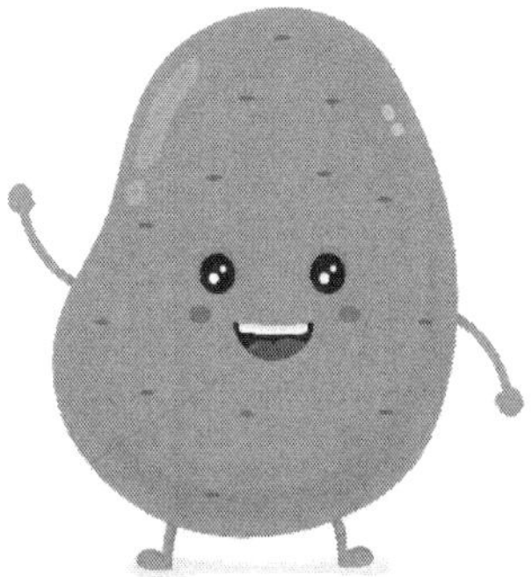

Zubereitungszeit: 25 Minuten

Zubereitung:

1. Den Kürbis und die Kartoffeln waschen, schälen und klein schneiden. Die Kerne vom Kürbis entfernen.
2. Beides zusammen mit Wasser in einen Topf geben und bei niedriger Hitze 7 Minuten köcheln lassen.
3. Die Birne waschen und schälen. Die geschälte Birne entkernen und klein schneiden.
4. Birnenstücke in den Topf geben und einige Minuten mitdünsten lassen.
5. Sobald alles weich ist, die Hirseflocken hinzufügen und eine Minute mitköcheln lassen.
6. Das Rapsöl hinzugeben und alles fein pürieren. Um den Brei etwas flüssiger zu machen, etwas Wasser hinzugeben.

7. Brei mit Steckrübe

Zutaten für 3 Portionen:

- 200 g Steckrüben
- 2 Kartoffeln
- 25 g Haferflocken
- 50 ml Apfelsaft
- 3 EL Rapsöl

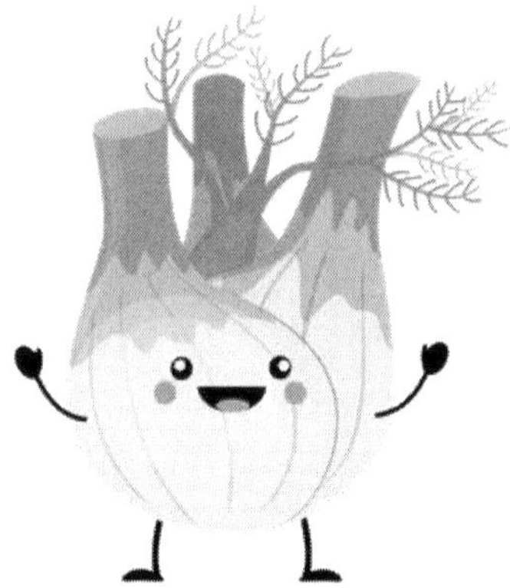

Zubereitungszeit: 25 Minuten

Zubereitung:

1. Die Steckrüben waschen, zurechtschneiden zusammen mit den Kartoffeln.
2. Das Ganze in einen Topf geben und 15 Minuten kochen.
3. Den Apfelsaft sowie die Haferflocken hinzugeben und 5 Minuten köcheln lassen.
4. Alles in einen Behälter geben, das Rapsöl hinzufügen und alles gründlich durchpürieren.

8. Süßkartoffel-Kürbis-Brei

Zutaten für 1 Portion:

- 50 g Kürbis
- 50 g Kartoffeln
- 50 g Süßkartoffeln
- 60 ml Wasser
- 2 EL Fruchtsaft
- 1 EL feine Haferflocken
- 1 EL Rapsöl

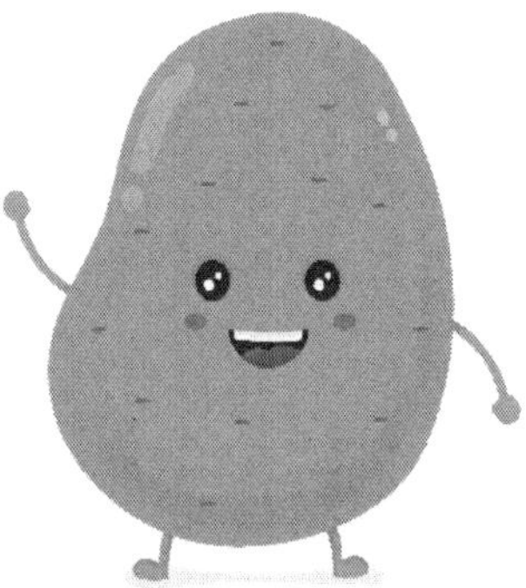

Zubereitungszeit: 20 Minuten

Zubereitung:

1. Die (Süß-)Kartoffeln gründlich waschen, schälen und klein schneiden. Den Kürbis waschen, entkernen und klein schneiden.
2. In einem Topf das Gemüse und Wasser erhitzen und für 11 Minuten köcheln lassen, bis das Gemüse gar ist.
3. Haferflocken hinzugeben und für einige Minuten quellen lassen.
4. Rapsöl und Fruchtsaft hinzugeben, dann alles pürieren.
5. Wasser kann noch hinzugegeben werden, falls der Brei zu fest ist.

9. Möhrenbrei mit Hirse und Kohlrabi

Zutaten für 2 Portionen:

- 140 g Möhren
- 180 g Kohlrabi
- 50 g Hirseflocken
- Wasser
- 1 EL Rapsöl

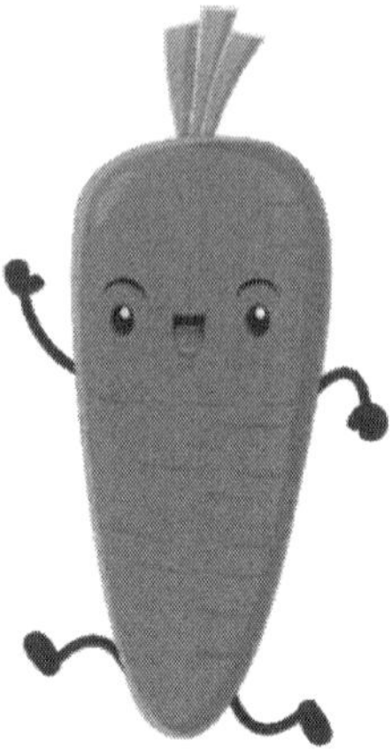

Zubereitungszeit: 45 Minuten

Zubereitung:

1. Die Möhren und den Kohlrabi schälen und in Würfel schneiden.
2. Das Gemüse in einen Topf geben und so viel Wasser hinzugeben, dass das Gemüse bedeckt ist. Anschließend das Gemüse ungefähr 15 Minuten dünsten lassen.
3. Die Hirseflocken mit 100 ml Wasser zum Kochen bringen, auf niedriger Stufe 20 Minuten quellen lassen.
4. Das gekochte Gemüse fein pürieren. Dann den Hirsebrei zu dem Püree hinzugeben.
5. Vor dem Füttern einen Esslöffel unterrühren und den Rest in dem Kühlschrank stellen.

10. Brei aus Reis und Gurke

Zutaten für 1 Portion:

- 120 g Gurke
- 1 EL Reis
- ½ Teelöffel gemahlener Fenchel
- 1 EL Pflanzenöl
- 100 ml Wasser

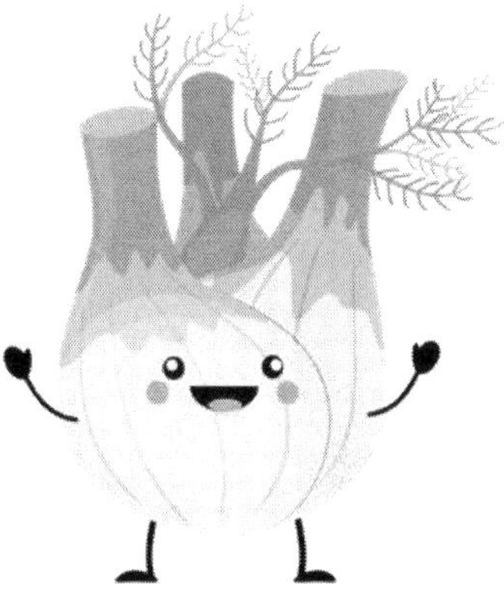

Zubereitungszeit: 25 Minuten

Zubereitung:

1. Die Gurke schälen, Kerne entfernen und in kleine Stücke schneiden.
2. Den Reis und die gemahlenen Fenchelsamen in einem Topf mit Wasser weich kochen, 100 ml Wasser zum Reis und den gemahlenen Fenchelsamen hinzugeben, dann wie gewohnt aufkochen lassen.
3. Das Pflanzenöl hinzugeben und verrühren. Anschließend Topfinhalt und Gurken zusammen gut pürieren.
4. Gegebenenfalls noch etwas abkühlen lassen und servieren.

11. Möhrenbrei mit Pastinaken

Zutaten für 1 Portion:

- 70 g Möhren
- 50 g Kartoffeln
- 30 g Pastinaken
- 10 g Hirseflocken
- 70 ml Wasser
- 3 EL Fruchtsaft
- 1 EL Pflanzenöl

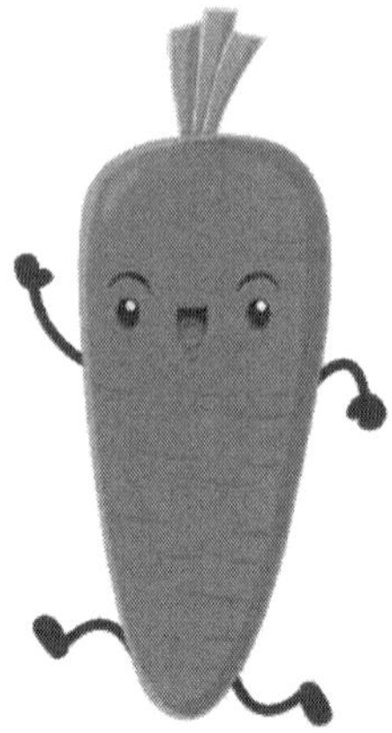

Zubereitungszeit: 20 Minuten

Zubereitung:

1. Die Kartoffeln, Möhren und Pastinaken waschen, schälen und klein schneiden.
2. Das Gemüse mit dem Wasser in den Topf geben und erhitzen. Dann den Topfinhalt zugedeckt für 10 Minuten köcheln lassen.
3. Die Hirseflocken hinzugeben und weitere 5 Minuten im Topf köcheln lassen.
4. Nun kann alles fein püriert werden. Je nach gewünschter Konsistenz noch Wasser beim Pürieren hinzugeben.
5. Zum Schluss vor dem Essen Fruchtsaft und Rapsöl hinzugeben.

12. Babybrei aus Avocado und Kartoffel

Zutaten für 2 Portionen:

- 1 Avocado
- 400 g Kartoffeln
- Wasser

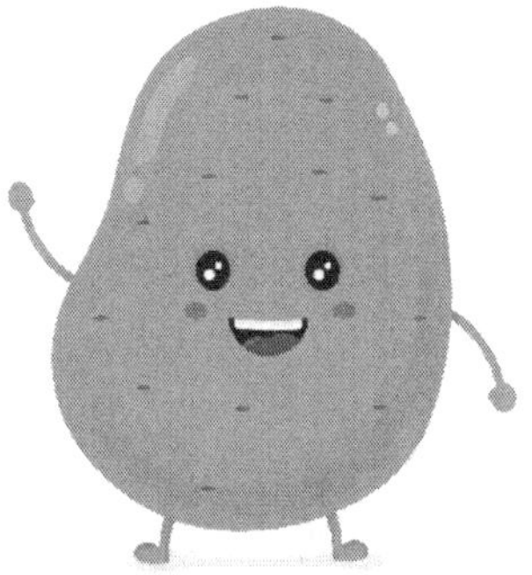

Zubereitungszeit: 15 Minuten

Zubereitung:

1. Die Kartoffeln gründlich waschen und schälen. In kleine Stücke schneiden und in einen Topf geben.
2. Den Topf so mit Wasser füllen, dass die Kartoffeln knapp bedeckt sind, und dann weich kochen lassen.
3. Zwischenzeitlich die Avocado schälen und entkernen. Die Avocado mit den weich gekochten Kartoffeln zusammen pürieren.
4. Eine Portion auf einen Teller oder in eine Schüssel geben.
5. Die zweite Portion in ein luftdichtes Behältnis geben und in den Kühlschrank stellen.

13. Apfelbrei

Zutaten für 1 Portion:

- 2 mittelgroße Äpfel
- 30 ml Wasser

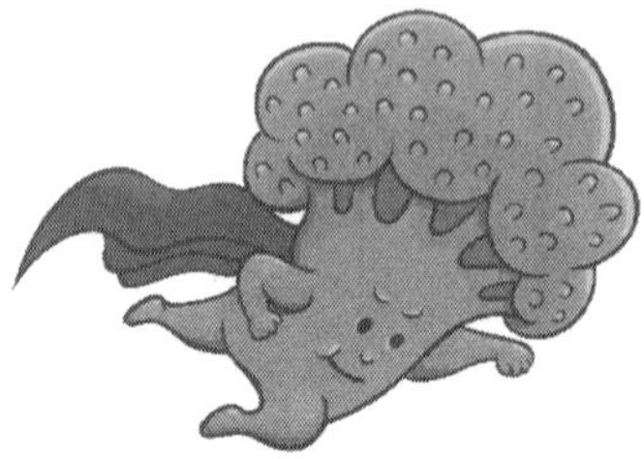

Zubereitungszeit: 15 Minuten

Zubereitung:

1. Äpfel gut waschen, schälen und in kleine Würfel schneiden.
2. In einer Pfanne auf geringer Stufe weich kochen.
3. Die weich gekochten Apfelstücke pürieren und Wasser unterrühren.
4. Abkühlen lassen und in eine kleine Schüssel geben.

14. Baby-Apfelmus

Zutaten für 1 Portion:

- 1 – 2 Äpfel
- 75 ml Wasser

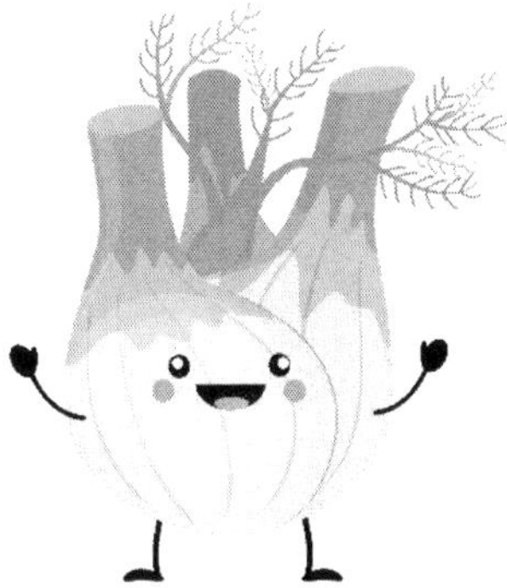

Zubereitungszeit: 10 Minuten

Zubereitung:

1. Die Äpfel gut schälen, entkernen und vierteln.
2. In einen Topf 75 ml Wasser geben und die Äpfel darin kochen, anschließend 3 bis 5 Minuten köcheln lassen.
3. Das Ganze mithilfe eines Mixers pürieren, bis es sehr weich ist.
4. Für Vorratshaltung: Den Brei in kleinen Portionen in luftdichte Dosen umfüllen und in wenigen Tagen verzehren.

15. Brombeer-Bananen-Brei

Zutaten für 1 Portion:

- ½ Banane
- 100 g Brombeeren
- 30 ml Wasser

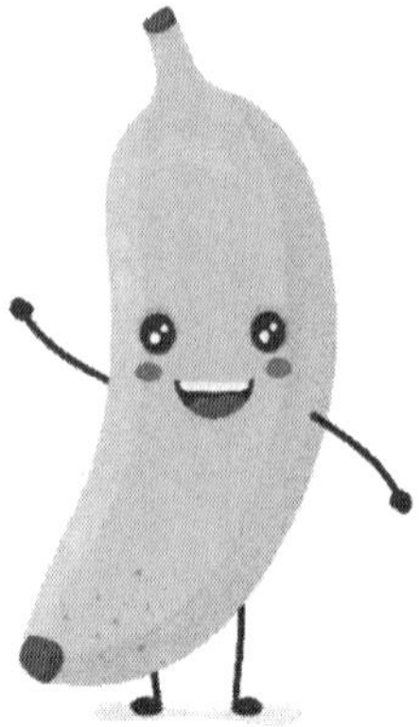

Zubereitungszeit: 20 Minuten

Zubereitung:

1. Die Brombeeren gründlich waschen und zusammen mit Wasser in einen Topf geben.
2. Den Topfinhalt auf einer kleinen Stufe für 7 Minuten köcheln lassen.
3. Währenddessen die Banane schälen und die Hälfte klein schneiden.
4. Die Brombeeren und Bananen zusammen pürieren.
5. Den Brei in eine Schüssel geben und servieren.

16. Obstbrei aus Apfel und Kaki

Zutaten für 1 Portion:

- 175 g Kaki
- 1 Apfel
- 20 ml Apfelsaft
- 20 g Haferflocken
- 90 ml Wasser
- 1 EL Pflanzenöl

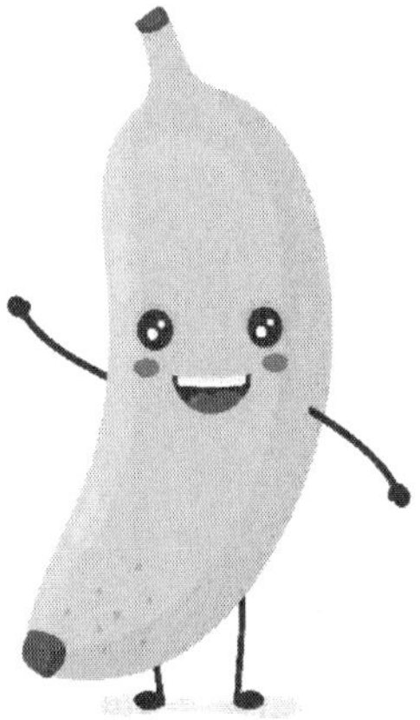

Zubereitungszeit: 45 Minuten

Zubereitung:

1. Den Apfel und die Kaki schälen und klein schneiden.
2. Das Obst zum Garen mit dem Apfelsaft in eine Pfanne geben. Unter gelegentlichem Umrühren für 30 Minuten in der Pfanne weich kochen lassen.
3. In der Zeit können die Haferflocken im Wasser aufgekocht werden.
4. Die gegarten Früchte fein pürieren und mit dem Haferbrei vermischen. Zusätzlich Pflanzenöl hinzugeben.
5. In den späteren Monaten kann der Obstbrei mit Zimt und Vanille verfeinert werden.

17. Avocado-Zucchini-Brei

Zutaten für 1 Portion:

- 100 g Zucchini
- 25 g Reis
- ¼ Avocado
- 1 EL Hirseflocken
- 3 EL Apfelsaft

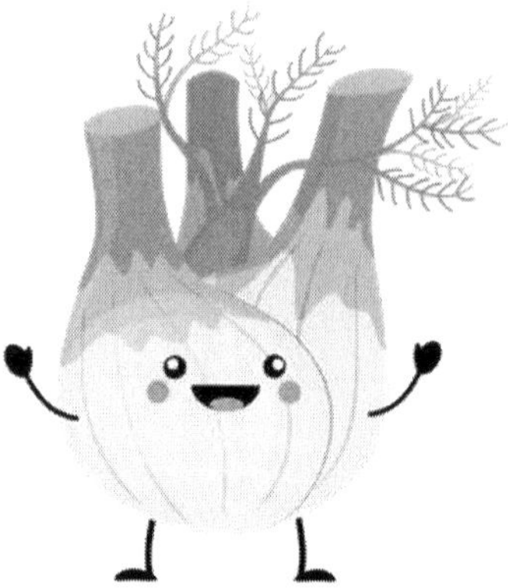

Zubereitungszeit: 20 Minuten

Zubereitung:

1. Die Zucchini waschen und klein würfeln.
2. Die Zucchini mit 50 ml Wasser in einen Topf geben und auf einer niedrigen Stufe für 8 Minuten kochen lassen.
3. Währenddessen den Reis mit 50 ml Wasser in einem Topf weich kochen.
4. Die Hirseflocken und den gekochten Reis zu den Zucchinistücken geben. Alles zusammen aufkochen lassen. Zudem 3 Minuten quellen lassen.
5. Das Fruchtfleisch der Avocado in kleine Würfel schneiden. Nun zusammen mit dem Apfelsaft zum Rest hinzugeben.
6. Schließlich alles pürieren und etwas Wasser hinzugeben, bis die Konsistenz cremig ist.

18. Leckerer Brei mit Pastinaken

Zutaten für 4 Portionen:

- 100 g Pastinaken
- 50 ml Wasser
- 10 ml Rapsöl
- 50 ml Apfelsaft
- 10 g Haferflocken

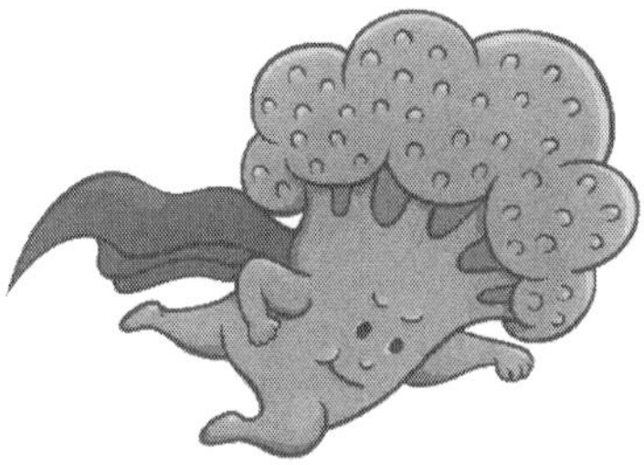

Zubereitungszeit: 20 Minuten

Zubereitung:

1. Die Pastinaken waschen, von der Schale befreien und zerkleinern.
2. Das Wasser in einen Topf geben und die Pastinaken 10 Minuten weich kochen.
3. Dann das Rapsöl zusammen mit den Haferflocken hinzufügen und alles gründlich durchpürieren.

19. Rindfleischbrei mit Möhren

Zutaten für 5 Portionen:

- 500 g Möhren
- 250 g Kartoffeln
- 100 g Hackfleisch
- ½ Apfel
- 1 TL Pflanzenöl
- Wasser

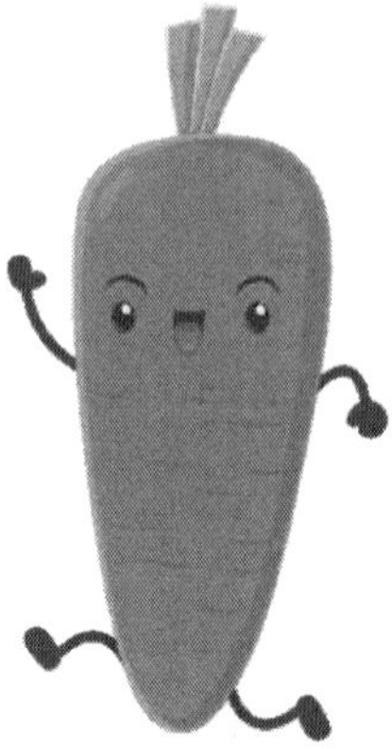

Zubereitungszeit: 20 Minuten

Zubereitung:

1. Das Hackfleisch in einen kleinen Topf geben und mit Wasser bedecken, 10 Minuten köcheln lassen.
2. Währenddessen die Kartoffeln und Möhren schälen und in kleine Würfel schnippeln.
3. Zerkleinerte Kartoffeln und Möhren zum Hackfleisch hinzugeben und Wasser so nachgießen, dass wieder alles bedeckt ist. Für 8 Minuten köcheln lassen.
4. In der Zeit eine Hälfte des Apfels schälen und am Ende in den Topf hinzuraspeln.
5. Nun kann die Masse püriert werden, bis sie die gewünschte Konsistenz hat. Zum Schluss noch einen Teelöffel Pflanzenöl unterrühren.

20. Reis mit Gemüse und Hähnchen

Zutaten für1 Portion:

- 100 g Pastinaken
- 50 g Reis
- 30 g Hähnchenbrust
- 60 ml Wasser
- 2 EL Apfelsaft
- 1 EL Pflanzenöl

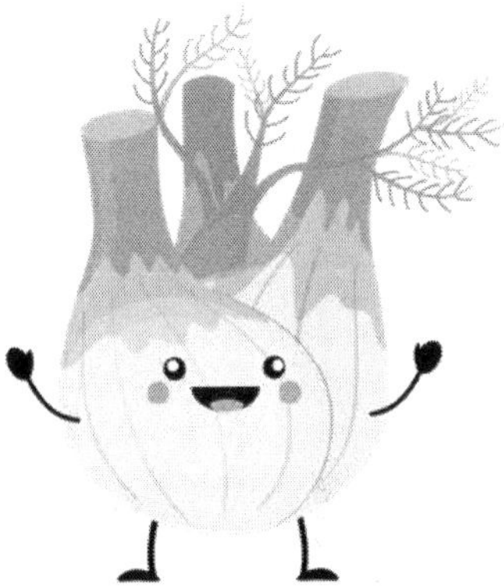

Zubereitungszeit: 25 Minuten

Zubereitung:

1. Die Pastinaken gründlich waschen und schälen, in Würfel schneiden.
2. Das Fleisch gründlich waschen und abtupfen. Nun wird das Fleisch gewürfelt.
3. In einem Kochtopf das Fleisch und die Pastinaken mit dem Wasser erhitzen. Das Ganze 8 Minuten köcheln lassen, bis die Pastinaken weich gekocht sind.
4. Zum Topfinhalt den Reis hinzugeben und für weitere 5 Minuten köcheln lassen.
5. Bevor alles püriert wird, Apfelsaft und Pflanzenöl hinzugeben. Das Ganze pürieren, bis eine cremige Masse entsteht.

21 Möhren-Süßkartoffel-Brei mit Lamm

Zutaten für 3 Portionen:

- 150 g Süßkartoffeln
- 300 g Möhren
- 100 g Lammfleisch
- etwas frische Petersilie
- Wasser
- Orangensaft
- 1 EL Pflanzenöl

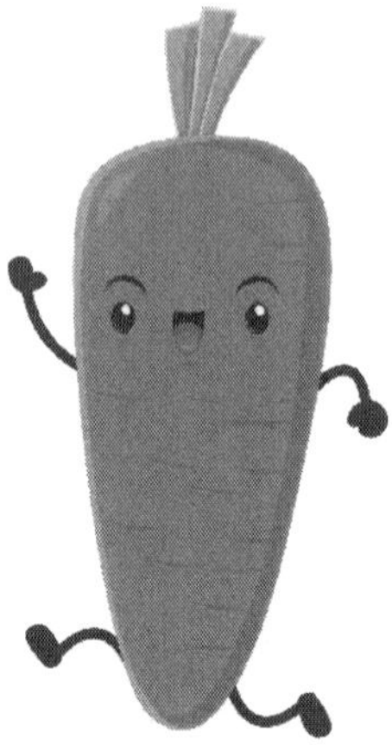

Zubereitungszeit: 30 Minuten

Zubereitung:

1. Das Lammfleisch in kleine Würfel schneiden und in einen Topf geben. In den Topf etwas Wasser hineingeben, sodass das Fleisch darin bedeckt ist. Das Fleisch auf geringer Flamme im Wasser köcheln lassen.
2. Zwischenzeitlich werden die Süßkartoffeln und Möhren geschält und klein gewürfelt.
3. Beides wird zum Lammfleisch hinzugegeben und wieder zusätzlich mit Wasser befüllt. Alles nun für 12 Minuten köcheln lassen. Die Petersilie kann in der Zeit klein gehackt werden.
4. Sobald alles weich gekocht ist, kann es püriert werden. Beim Pürieren die fein gehackte Petersilie hinzugeben.
5. Bevor der Brei verfüttert wird, noch Pflanzenöl und einen Schluck Orangensaft hinzufügen.

22. Lachs-Zucchini-Brei

Zutaten für 1 Portion:

- 100 g Zucchini
- 50 g Süßkartoffeln
- 30 g Lachsfilet
- 70 ml Wasser
- ¼ Birne
- 1 EL Pflanzenöl

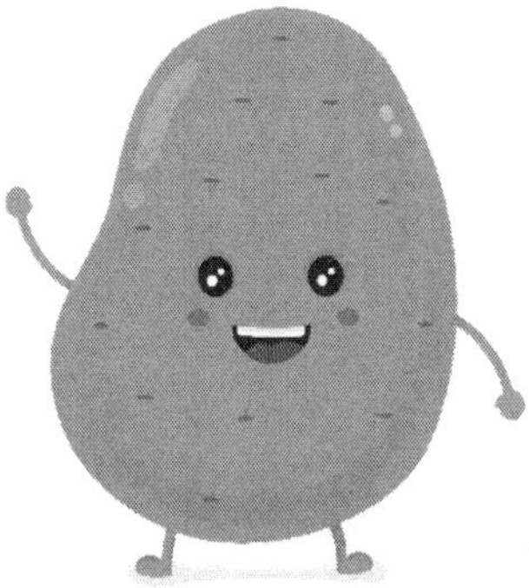

Zubereitungszeit: 20 Minuten

Zubereitung:

1. Lachs und Zucchini waschen und klein schneiden. Die Süßkartoffeln schälen und auch klein schneiden.
2. Alles zusammen mit dem Wasser in einen Topf geben und erhitzen. Für 11 Minuten köcheln lassen, bis das Gemüse weich ist.
3. Die Birne waschen und schälen. Im Anschluss daran ¼ der Birne fein reiben und zu dem Topfinhalt geben. Dann alles 2 weitere Minuten köcheln lassen.
4. Alles fein pürieren. Falls der Brei zu fest sein sollte, etwas Wasser hinzugeben.
5. Vor dem Servieren einen Esslöffel Pflanzenöl hinzugeben.

23. Mittagsbrei mit Hähnchen

Zutaten für 1 Portion:

- 100 g Kohlrabi
- 60 g Kartoffeln
- 30 g Hähnchenbrust
- 20 ml Apfelsaft
- 1 EL Pflanzenöl
- Wasser

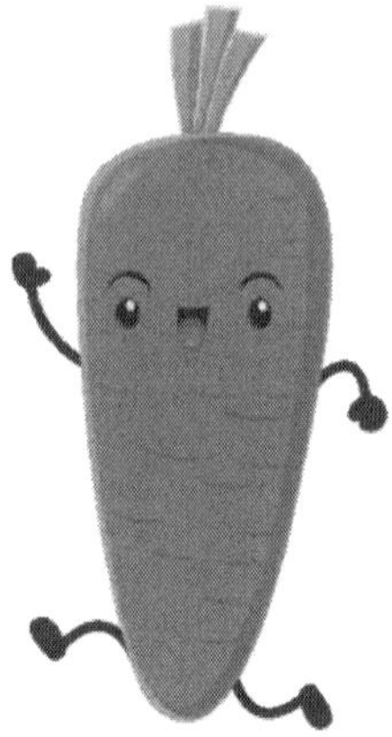

Zubereitungszeit: 25 Minuten

Zubereitung:

1. Bei der Hähnchenbrust 30 g abschneiden und in Würfel hacken. Das Gemüse schälen und ebenfalls würfeln.
2. Das Fleisch und das Gemüse in einen Topf geben und knapp mit Wasser bedecken. Alles für 10 Minuten kochen.
3. Schließlich kann die Masse fein püriert werden.
4. Nachdem das Püree abgekühlt ist, einen Esslöffel Pflanzenöl untermischen.

Ab 6 Monaten

24. Einfacher Babybrei mit Rind

Zutaten für 2 Portionen:

- 200 g Karotten
- 100 g Kartoffeln
- 30 g Zucchini
- 30 g Rindfleisch
- 1 TL Butter

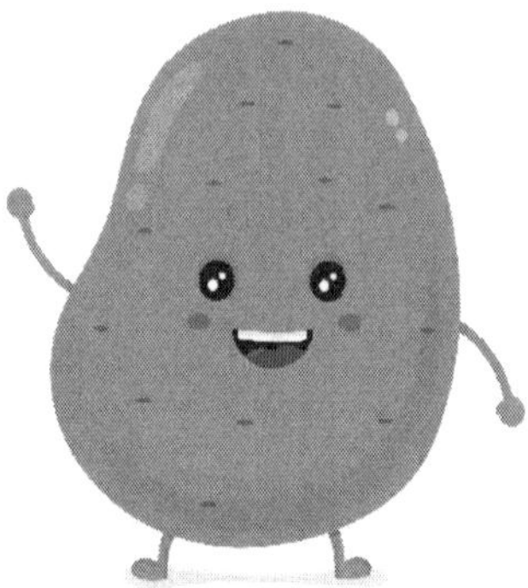

Zubereitungszeit: 45 Minuten

Zubereitung:

1. in einem Schnellkochtopf das Rindfleisch rund 25 Minuten garen.
2. Nachdem das Rindfleisch gegart ist, es zur Seite legen, das Gemüse schälen und in kleine Stücke (1 bis 1,5 cm) schneiden.
3. Das Gemüse im Schnellkochtopf für rund 6 Minuten garen, es sollte komplett mit Wasser bedeckt sein.
4. Das Wasser bis zur Hälfte abtropfen lassen, das Rindfleisch mit dem Gemüse dazugeben und alles pürieren.

25. Apfel-Bananen-Brei

Zutaten für 1 Portion:

- 1 kleiner Apfel
- 1 kleine bis mittelgroße Banane
- 2 EL Hirseflocken
- 2 TL Mandelmus
- 1 TL Rapsöl
- ½ Tasse Wasser

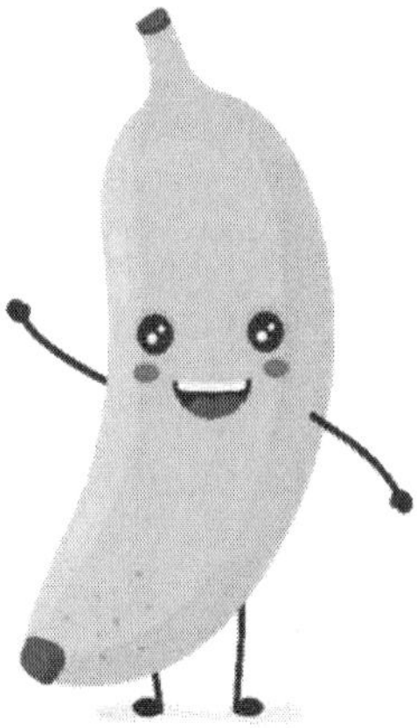

Zubereitungszeit: 10 Minuten

Zubereitung:

1. Die Banane schälen und in kleine Stücke schneiden.
2. Den Apfel schälen, entkernen und in kleine Stücke zerteilen.
3. Die Hirseflocken zusammen mit dem Apfel, der Banane und dem Wasser mit einem Mixer fein pürieren.
4. Den Babybrei in eine Schale umfüllen und mit Rapsöl und Mandelmus verrühren.

26. Gemüse-Babybrei

Zutaten für 4 Portionen:

- 1 Karotte
- 1 Kartoffel
- 50 g Zucchini
- 50 g Brokkoli
- 50 g Blumenkohl
- 2 Cocktailtomaten
- 1 EL Olivenöl

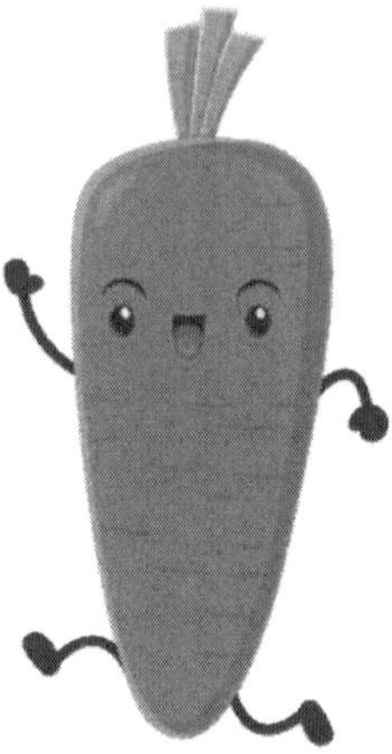

Zubereitungszeit: 25 Minuten

Zubereitung:

1. Die Karotte und die Kartoffel schälen und in kleine Stücke zerteilen.
2. Zucchini waschen und auch in kleine Stücke zerteilen.
3. Anschließend den Blumenkohl, die Tomaten und den Brokkoli säubern und auch klein schneiden.
4. Alles in einem Topf garen, bis es weich ist.
5. Das Olivenöl mit dem Gemüse vermengen und weich pürieren.

27. Brei aus Fleisch

Zutaten für 5 Portionen:

- 120 g Fleisch
  (Rind, Lamm oder Geflügel)

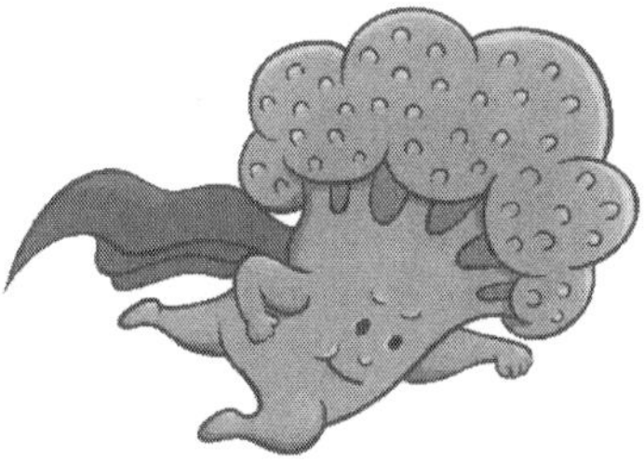

Zubereitungszeit: 35 Minuten

Zubereitung:

1. Das Fleisch sorgfältig abwaschen und trocken tupfen.
2. Das Fleisch erst in Streifen, dann in kleinere Stücke zerkleinern.
3. Einen Topf bis zur Hälfte mit Wasser auffüllen und das Fleisch 20 Minuten köcheln.
4. Das Fleisch samt dem Wasser in einen Behälter geben und ordentlich pürieren.

28. Mittagsbabybrei

Zutaten für 1 Portion:

- 100 g Karotten oder Zucchini
- 50 g Kartoffel oder Nudeln
- 10 g Haferflocken
- 1 TL Rapsöl

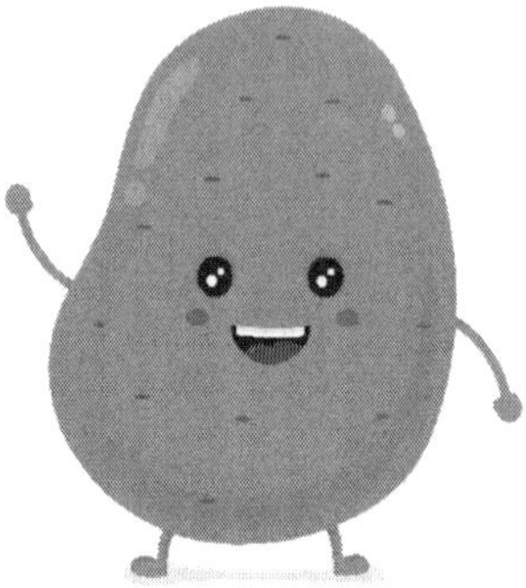

Zubereitungszeit: 15 Minuten

Zubereitung:

1. Das Gemüse sowie die Kartoffel säubern, schälen und zerschneiden.
2. Beides miteinander gründlich pürieren.
3. Die Haferflocken hinzugeben und mit pürieren.
4. Abschließend das Rapsöl unterrühren.

29. Nachmittagsbabybrei

Zutaten für 2 Portionen:

- 100 g Apfel
- 100 g Birne
- 40 g Haferflocken
- 200 ml Wasser
- 2 TL Rapsöl

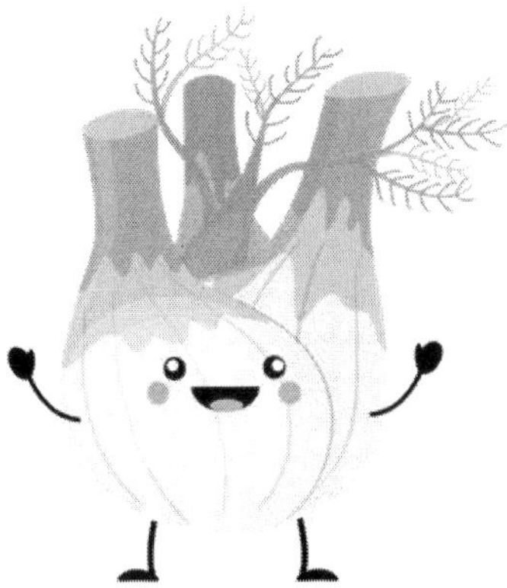

Zubereitungszeit: 25 Minuten

Zubereitung:

1. Den Apfel und die Birne von der Schale befreien.
2. Danach Apfel entkernen.
3. Anschließend Apfel und Birne 10 Minuten weich kochen.
4. Die Haferflocken hinzugeben und kochen lassen, bis es eine breiige Konsistenz hat.
5. Das Öl unterrühren.

30. Babybrei mit Spinat

Zutaten für 2 Portionen:

- 3 Kartoffeln
- 50 g Blattspinat
- 1 EL Milch

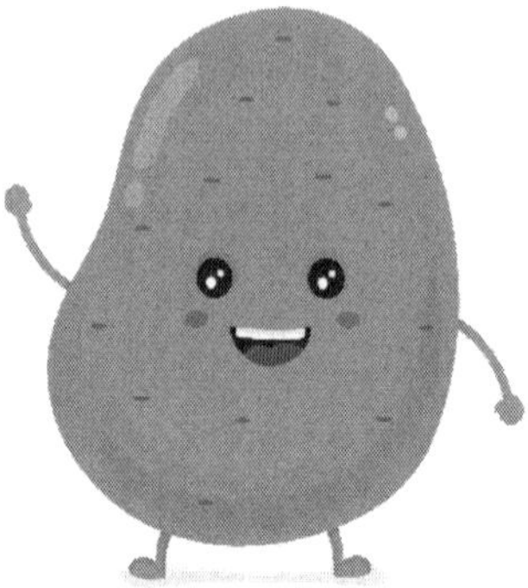

Zubereitungszeit: 25 Minuten

Zubereitung:

1. Die Kartoffeln schälen und im Wasser garen.
2. Den Blattspinat säubern, mit der Milch vermengen und köcheln.
3. Kartoffeln mit dem Spinat vermischen und mit einem Mixer sorgfältig pürieren.

31. Gesunder Mix-Babybrei

Zutaten für 2 Portionen:

- 1 Apfel
- 1 Banane
- 1 Birne
- 20 g Haferflocken

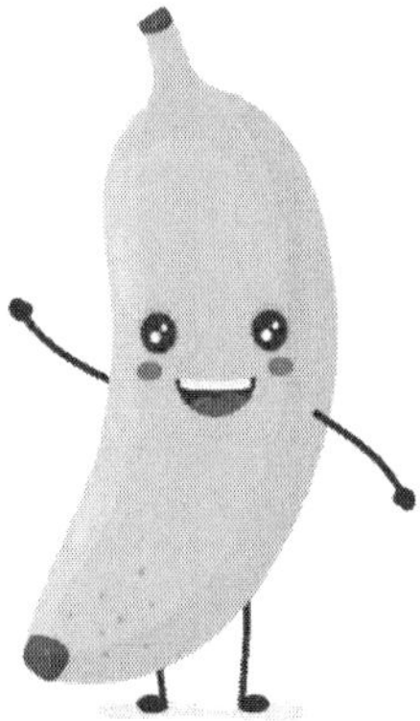

Zubereitungszeit: 10 Minuten

Zubereitung:

1. Den Apfel sowie die Birne von der Schale befreien, entkernen und in den Topf geben.
2. Die Banane zerdrücken und auch in den Topf geben.
3. Alles köcheln lassen und in einen Behälter geben.
4. Haferflocken hinzugeben und alles sorgfältig pürieren.

32. Bananenbrei

<u>**Zutaten für 3 Portionen:**</u>

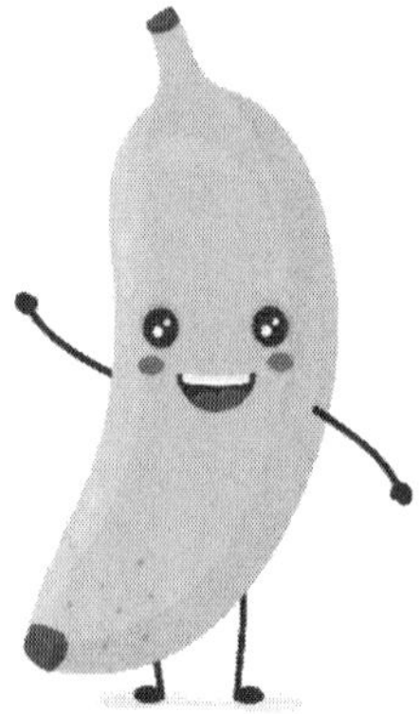

- 500 ml Milch
- 50 g Grieß
- 1 Banane

Zubereitungszeit: 10 Minuten

<u>**Zubereitung:**</u>

1. Die Milch in einen Topf geben, erwärmen und den Grieß hinzugeben.
2. Einige Minuten köcheln lassen.
3. Die Banane mit dem Mixer fein pürieren
4. Alles zusammentun und gut mischen.

33. Babybrei mit Ei und Karotten

Zutaten für 2 Portionen:

- 1 Karotte
- 1 Ei
- 2 TL Karottensaft
- 1 Kartoffel

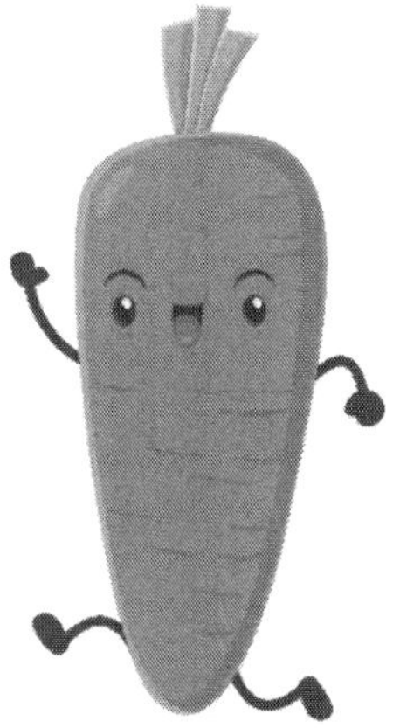

Zubereitungszeit: 30 Minuten

Zubereitung:

1. Die Karotte schälen, in kleine Stücke teilen und in einem Topf mit etwas Wasser kochen.
2. Die Karotte in einen Behälter geben.
3. Ein Ei in einen Behälter geben und alles mit einem Mixer stark durchpürieren.
4. Anschließend die Kartoffel schälen und hinzugeben.
5. Alles pürieren und den Karottensaft hinzugeben.

34. Milch-Babybrei

Zutaten für 1 Portion:

- 200 ml Milch
- 20 g Grießflocken
- 2 EL Fruchtsaft

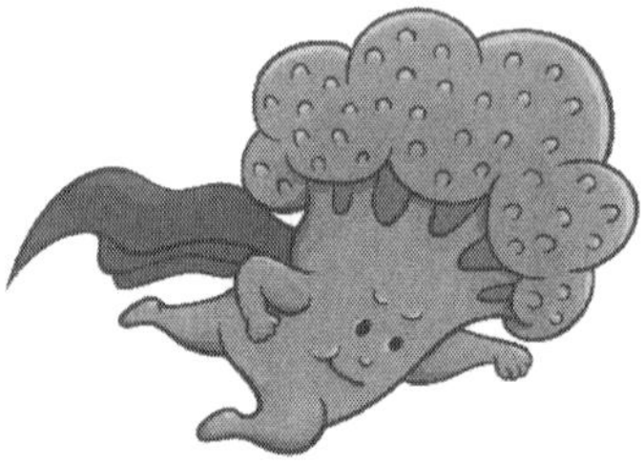

Zubereitungszeit: 10 Minuten

Zubereitung:

1. Den Grieß in warme Milch einrühren.
2. Das Ganze aufkochen lassen und für 3 Minuten weiter köcheln lassen.
3. Fruchtsaft hinzugeben und alles mischen.

35. Babybrei mit Milch und Karotten

Zutaten für 1 Portion:

- 100 g Karotten
- 150 ml Milch
- 1 EL Grieß
- 75 ml Wasser

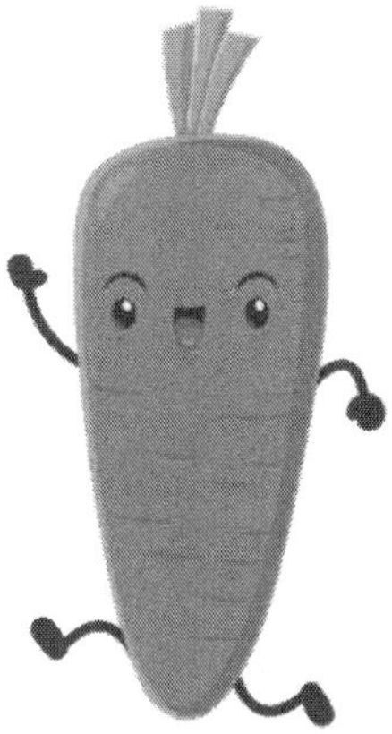

Zubereitungszeit: 20 Minuten

Zubereitung:

1. Die Karotte von der Schale befreien und klein zerhacken.
2. Anschließend die Karotte im Wasser kochen und dann die Milch hinzugeben.
3. Den Grieß hinzugeben, dabei rühren und alles 5 Minuten kochen lassen.
4. Zum Schluss alles gut durchpürieren.

36. Babybrei mit Erdbeeren

Zutaten für 1 Portion:

- 100 g Erdbeeren oder Himbeeren
- 150 ml Milch
- 3 EL Haferflocken

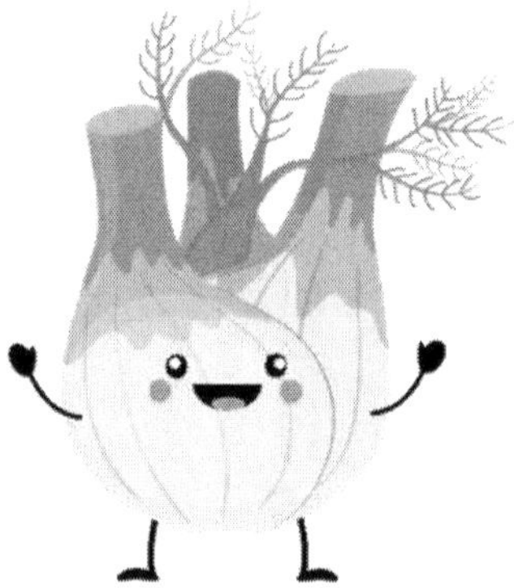

Zubereitungszeit: 20 Minuten

Zubereitung:

1. Die Milch erwärmen, die Haferflocken einrühren.
2. Das Ganze erst aufkochen und dann 2 Minuten köcheln lassen.
3. Die Beeren säubern, klein zerhacken und durch ein Sieb streichen, um die Kerne herauszubekommen.
4. Das Beerenmus unter den Milchbrei rühren.

37. Babybrei mit Fenchel und Karotten

Zutaten für 3 Portionen:

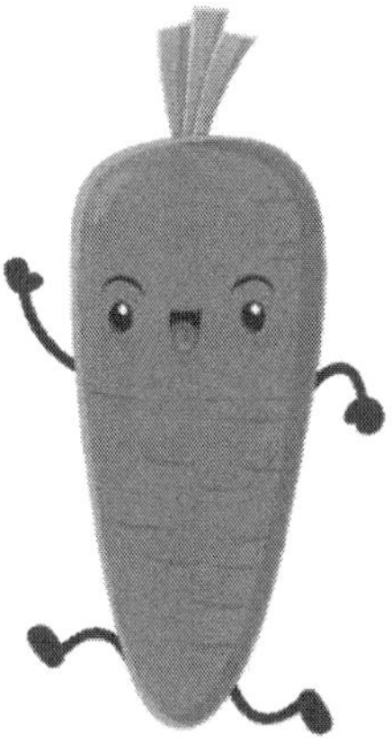

- 100 g Karotten
- 100 g Fenchel
- 100 g Kartoffeln
- 100 ml Wasser
- 1 TL Pflanzenöl

Zubereitungszeit: 30 Minuten

Zubereitung:

1. Die Karotten und Kartoffel von der Schale befreien und klein zerhacken. Vom Fenchel nach dem Waschen den Stunk entfernen und die Knolle klein schneiden.
2. Das Gemüse zusammen mit dem Wasser in einem zugedeckten Topf für 15 Minuten köcheln lassen.
3. Zum Schluss alles gut durchpürieren und vor dem Servieren Pflanzenöl untermischen.

38. Zwieback-Brei

Zutaten für 1 Portion:

- 2 Scheiben Zwieback
- 100 g Melonen
- 1 TL Rapsöl
- 20 g Haferflocken

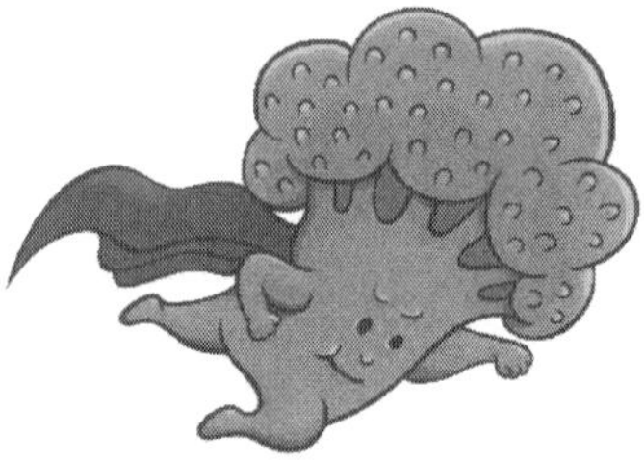

Zubereitungszeit: 15 Minuten

Zubereitung:

1. Den Zwieback mit der Hand zerbröseln.
2. Die Melone schälen und das Fruchtfleisch pürieren.
3. Den Zwieback und das Rapsöl dem Fruchtfleisch hinzugeben und in einen Topf geben.
4. Den Brei kochen und für einige Minuten bei niedriger Hitze köcheln lassen.
5. Die Haferflocken unterrühren.

39. Zucchinibrei mit Kartoffeln

Zutaten für 2 Portionen:

- 3 Kartoffeln
- 1 Zucchini
- 200 ml Wasser
- 1 TL Butter

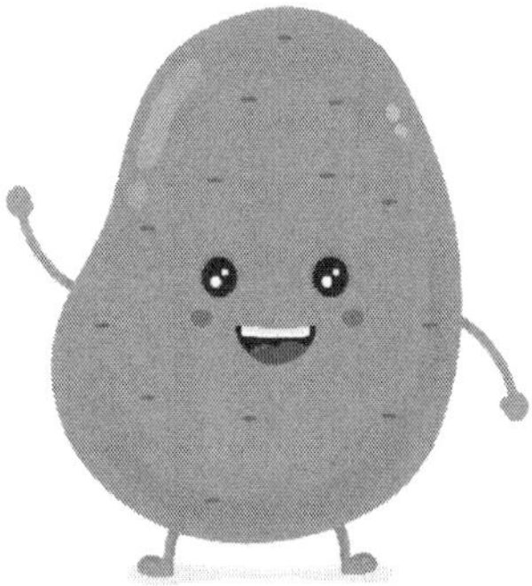

Zubereitungszeit: 20 Minuten

Zubereitung:

1. Die Kartoffel von der Schale befreien, waschen und in kleine Würfel teilen.
2. Die Zucchini waschen, Blüte sowie Stielansatz abschneiden und kleinschneiden.
3. Das Ganze in einem Dampfgarer mit 200 ml Wasser dünsten, bis es weich ist.
4. Das Kochwasser abgießen.
5. Zuletzt alles mit dem Mixer stark pürieren.

40. Morgenbrei

Zutaten für 2 Portionen:

- 200 ml Milch
- 200 ml abgekochtes Wasser
- 5 TL Haferflocken
- 2 Birnen
- 2 Äpfel

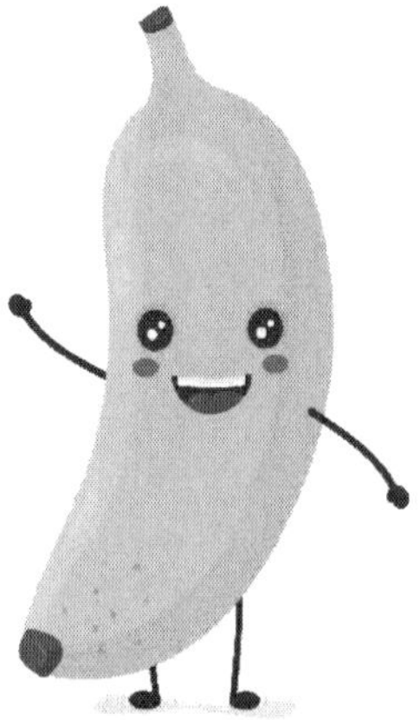

Zubereitungszeit: 20 Minuten

Zubereitung:

1. Die Äpfel und die Birnen erst waschen, dann schälen sowie entkernen und klein schneiden.
2. Das Wasser mit der Milch in einem Topf aufkochen.
3. Die Früchte dazugeben und die Haferflocken unterrühren.
4. Alles aufkochen lassen und abschließend mit dem Mixer gut durchpürieren.

41. Babybrei „Snack“

Zutaten für 1 Portion:

- 100 g Erdbeeren
- 50 g Himbeeren
- 20 g Haferflocken
- 1 TL Rapsöl

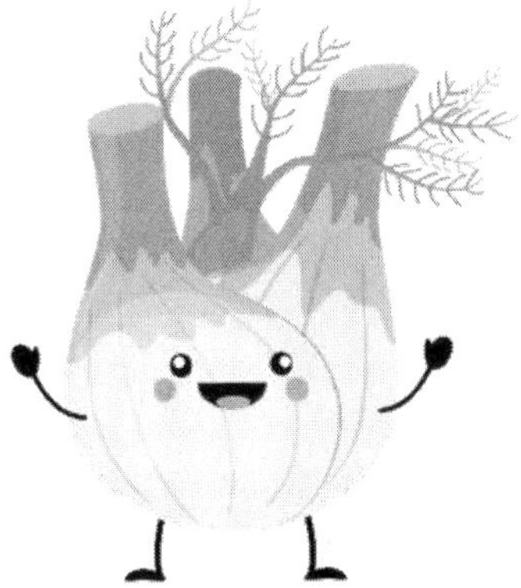

Zubereitungszeit: 15 Minuten

Zubereitung:

1. Erdbeeren und Himbeeren waschen und in einem Topf weich kochen.
2. Anschließend alles in einen Behälter geben und pürieren, bis es breiig ist.
3. Die Haferflocken unterrühren zusammen mit dem Rapsöl.

42. Babybrei mit Mango und Apfel

Zutaten für 1 Portion:

- 1 Mango
- ½ Apfel
- 1 TL Rapsöl
- 25 g Haferflocken

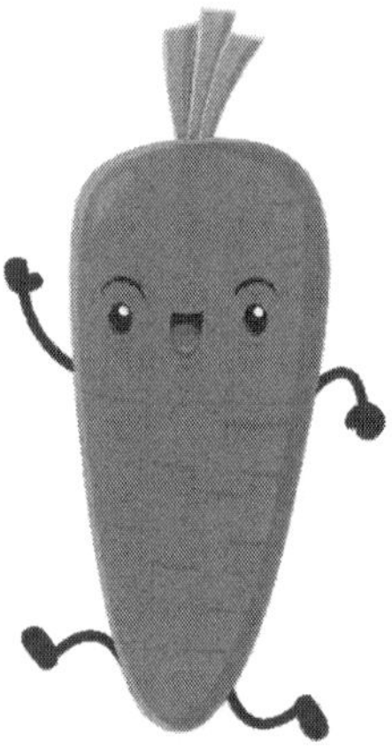

Zubereitungszeit: 10 Minuten

Zubereitung:

1. Die Mango und den Apfel waschen, schälen und entkernen.
2. Anschließend in einem Topf mit wenig Wasser bei niedriger Temperatur weich kochen.
3. Den Topfinhalt in einem Behälter pürieren.
4. Die Haferflocken zusammen mit dem Rapsöl unterrühren. Nun alles pürieren.

43. Babybrei Couscous

Zutaten für 2 Portionen:

- 80 g Couscous
- 250 ml Milch
- 15 g Butter
- 20 g Vanillezucker

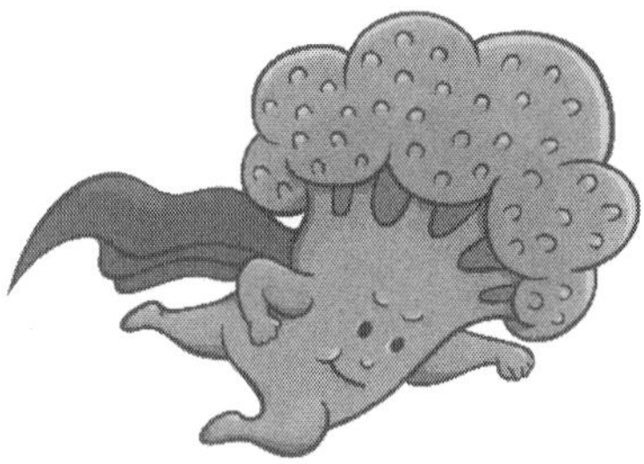

Zubereitungszeit: 30 Minuten

Zubereitung:

1. Die Milch in einen Topf geben.
2. Den Vanillezucker dazugeben und das Ganze aufkochen lassen.
3. Den Couscous unter Umrühren hinzugeben und kurz aufkochen.
4. Vom Herd nehmen und die Butter hinzufügen.

44. Babybrei mit Bulgur

Zutaten für 1 Portion:

- 2 EL Bulgur
- ½ Banane
- 1 TL Rosinen
- 1 Mandarine
- 1 TL Butter

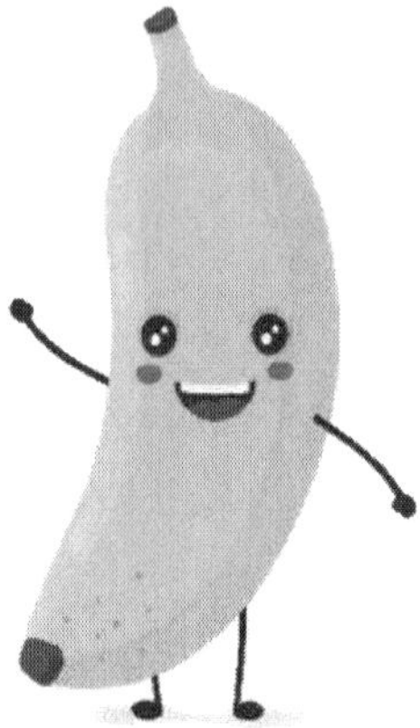

Zubereitungszeit: 25 Minuten

Zubereitung:

1. Den Bulgur in einen Topf geben und Wasser hinzugeben, bis er überdeckt ist.
2. Die Rosinen waschen, zurechtschneiden und hinzufügen.
3. Das Ganze 15 Minuten lang köcheln lassen.
4. Die halbe Banane schälen, in kleinere Stücke zerteilen und pürieren.
5. Die Banane zusammen mit der Butter mit dem Bulgur vermischen.
6. Die Mandarine schälen, das Fruchtfleisch herausschneiden und in den Topf geben.

45. Babybrei mit Fenchel und Kartoffel

Zutaten für 3 Portionen:

- 1 Knolle Fenchel
- 4 Kartoffeln
- 1 TL Rapsöl oder Butter

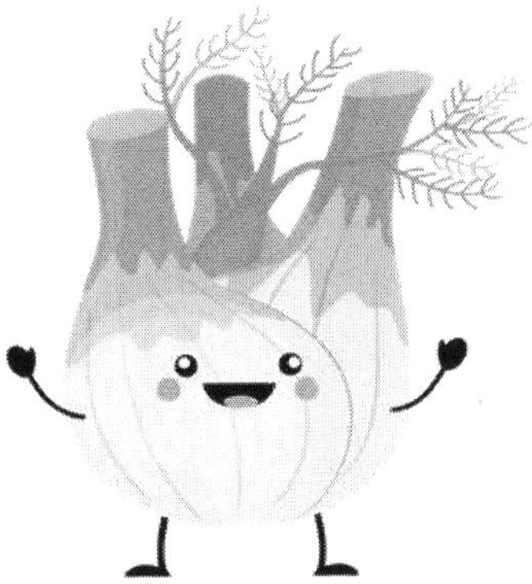

Zubereitungszeit: 15 Minuten

Zubereitung:

1. Die Kartoffeln von der Schale befreien und in kleine Würfel schneiden.
2. Den Fenchel waschen und in kleine Würfel zerhacken.
3. Den Fenchel zusammen mit den Kartoffeln in einen Topf geben und 15 Minuten kochen.
4. Das Rapsöl in den Topf geben und gründlich pürieren.

46. Birnenbrei

Zutaten für 2 Portionen:

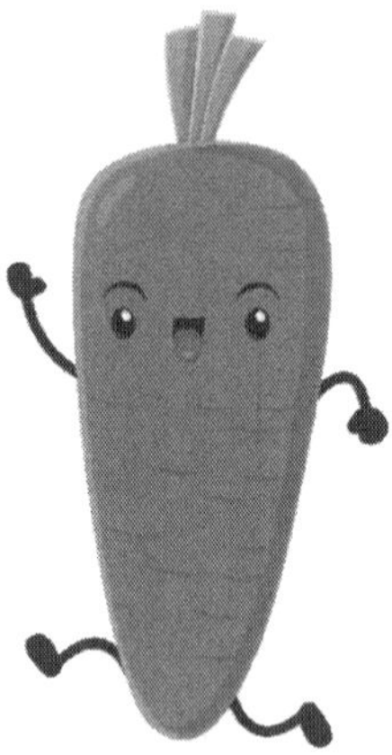

- 200 ml Wasser
- 1 Birne
- 40 g Grießflocken
- 1 TL Rapsöl

Zubereitungszeit: 10 Minuten

Zubereitung:

1. Die Birne von der Schale befreien, entkernen und in grobe Stücke schneiden.
2. Das Ganze in einen Topf geben und gut durchmixen, bis es breiig ist.
3. Das Wasser hinzugeben und alles 5 Minuten kochen, bis es weich ist.
4. Unter Rühren die Grießflocken zusammen mit dem Rapsöl hinzufügen und gut durchpürieren.

47. Brei mit Gemüse, Fleisch und Kartoffel

Zutaten für 1 Portion:

- 100 g Kohlrabi
- 50 g Kartoffeln oder Nudeln
- 30 g Geflügelfleisch
- 1 TL Rapsöl

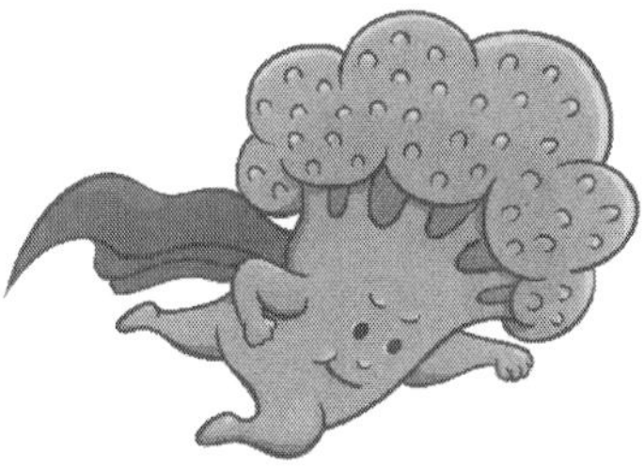

Zubereitungszeit: 25 Minuten

Zubereitung:

1. Das Gemüse unter fließendem Wasser sauber putzen.
2. Die Kartoffel schälen und in mehrere Stücke teilen.
3. Das Fleisch sehr klein schneiden, alles in einen Topf geben und mit etwas Wasser lang genug garen.
4. Das Öl unterrühren und durch pürieren, bis es sehr breiig ist.

48. Spinat-Lachs-Brei

Zutaten für 1 Portion:

- 50 g Zucchini
- 50 g TK-Spinat
- 50 g Süßkartoffeln
- 30 g TK-Lachs
- 2 EL Obstsaft
- 1 TL Rapsöl

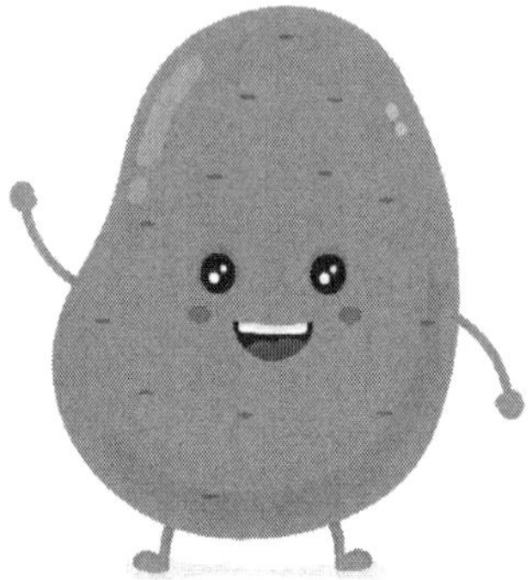

Zubereitungszeit: 30 Minuten

Zubereitung:

1. Den Tiefkühl-Spinat in einen Topf geben und mit etwas Wasser aufkochen lassen.
2. Das Gemüse gründlich waschen, die Kartoffel schälen und klein schneiden.
3. Alles in den Topf zum Spinat geben und 5 Minuten kochen lassen.
4. Den Tiefkühl-Lachs auftauen lassen, in sehr kleine Stücke zerschneiden und in den Topf geben.
5. Das Ganze weitere 10 Minuten kochen lassen, bis alles weich ist.
6. Den Saft und das Rapsöl hinzufügen und gründlich pürieren.

49. Fischbrei

Zutaten für 2 Portionen:

- 50 g Karotten
- 50 g Kohlrabi
- 50 g gekochter Reis
- 30 g TK-Lachs
- 2 EL Fruchtsaft

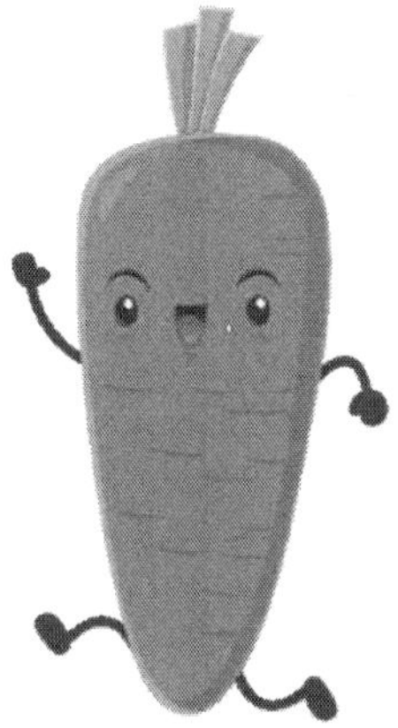

Zubereitungszeit: 30 Minuten

Zubereitung:

1. Den Kohlrabi sowie die Karotten waschen, schälen und in kleine Stücke zerhacken.
2. Den Tiefkühl-Lachs waschen und in kleine Stücke zerschneiden.
3. Das Gemüse zusammen mit dem Fisch rund 10 Minuten kochen, bis alles weich ist.
4. Den gekochten Reis hinzugeben und weitere 3 Minuten köcheln lassen.
5. Mit dem Rapsöl und Fruchtsaft fein pürieren.

50. Leckerer Birnenbrei

Zutaten für 4 Portionen:

- 2 Birnen
- 20 g Haferflocken
- Wasser

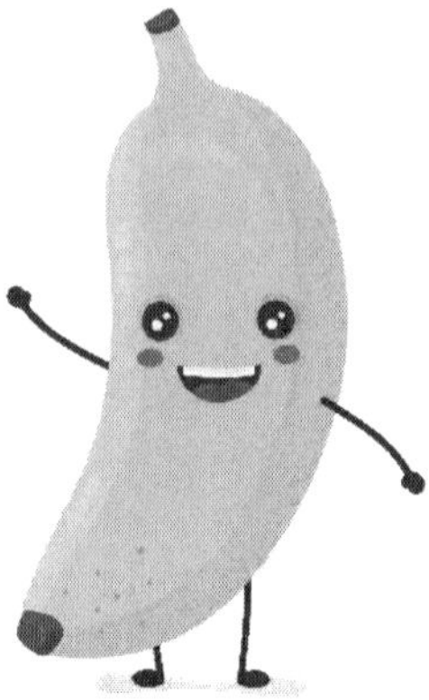

Zubereitungszeit: 15 Minuten

Zubereitung:

1. Die Birnen von der Schale und von den Kernen befreien.
2. Die Birnen in sehr kleine Stücke zerschneiden.
3. In einen Topf geben und 5 Minuten kochen lassen
4. Zusammen mit den Haferflocken in einen Behälter geben und mit einem Mixer durchpürieren.

51. Vegetarischer Brei

Zutaten für 4 Portionen:

- 100 g Gemüse
- 10 g Haferflocken
- 50 g Kartoffeln
- 4 EL Obstsaft
- 2 TL Rapsöl

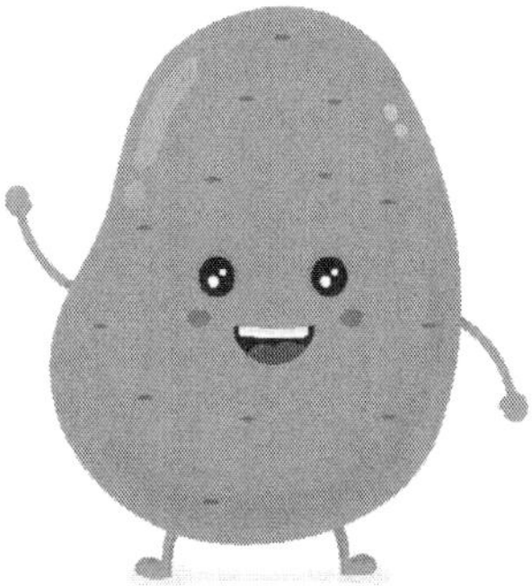

Zubereitungszeit: 20 Minuten

Zubereitung:

1. Das Gemüse waschen, säubern und klein schneiden.
2. Die Kartoffeln schälen und vierteln.
3. In einen Topf mit 150 ml kochendem Wasser geben und köcheln lassen.
4. Die Haferflocken mit dem Saft hinzugeben und alles ordentlich pürieren.
5. Das Öl hinzugeben.

52. Brei mit Hafer und Roter Bete

Zutaten für 1 Portion:

- 30 g Lachs
- 30 g Haferflocken
- 100 g Rote Bete
- 1 EL Apfelsaft
- 1 TL Rapsöl

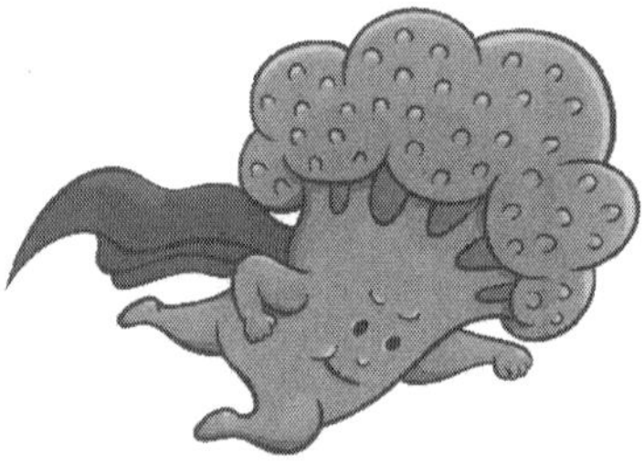

Zubereitungszeit: 20 Minuten

Zubereitung:

1. Den Lachs unter fließendem Wasser waschen und dann zerkleinern.
2. Die Rote Bete in kleinere Würfel zerhacken.
3. Die Haferflocken mit Wasser in einen Topf geben und kochen lassen.
4. Die Rote Bete sowie den Lachs hinzufügen und für rund 5 Minuten köcheln lassen.
5. Das Rapsöl zusammen mit dem Saft im Topf vermischen und mit einem Mixer alles durchpürieren.

53. Brei mit Gurke und Rübe

Zutaten für 4 Portionen:

- 200 g Butterrüben
- 150 g Salatgurken
- 200 g Kartoffeln
- 200 ml Tee
- 100 g Hähnchenbrustfilet

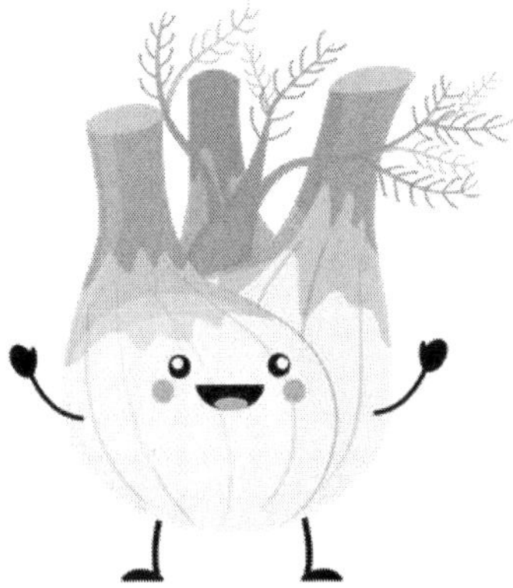

Zubereitungszeit: 35 Minuten

Zubereitung:

1. Die Salatgurken waschen, schälen, die Kerne entfernen und dann in kleine Stücke teilen.
2. Das Hähnchenbrustfilet waschen, säubern und in kleine Würfel zerschneiden.
3. Kartoffel und Butterrüben waschen, schälen und zerhacken.
4. Das Ganze in einen Topf geben und mit dem Tee 15 Minuten kochen lassen.
5. Das Öl hinzugeben und alles gründlich pürieren.

54. Sättigender Kürbisbrei

Zutaten für 2 Portionen:

- 300 g Kürbis
- 250 ml Wasser
- 20 g Butter
- 10 g Haferflocken

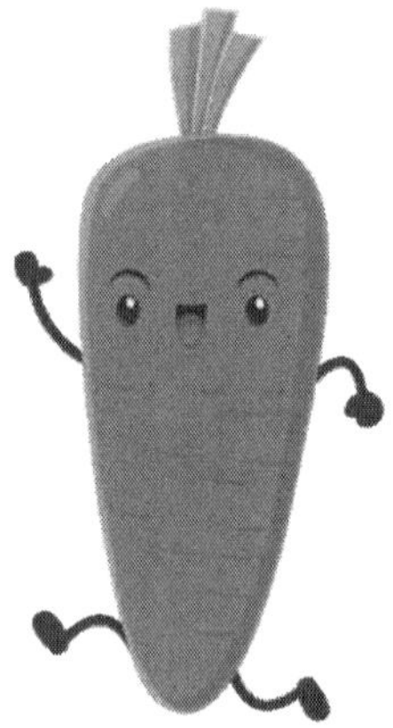

Zubereitungszeit: 20 Minuten

Zubereitung:

1. Den Kürbis waschen, schälen und die Kerne entfernen.
2. In kleine Würfel teilen.
3. Den Kürbis in einem Topf mit Wasser kochen.
4. Die Butter zusammen mit den Haferflocken unterrühren und alles sorgfältig pürieren.

55. Babybrei mit Hähnchen und Möhren

Zutaten für 4 Portionen:

- 300 g Möhren
- 30 g Olivenöl
- 200 ml Wasser
- 100 g Hähnchenbrust

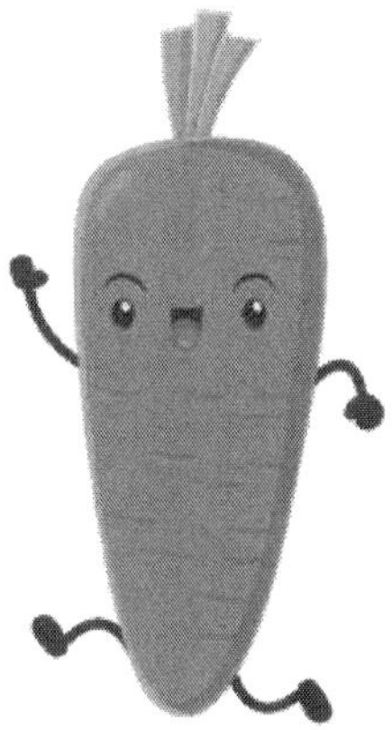

Zubereitungszeit: 25 Minuten

Zubereitung:

1. Die Hähnchenbrust gründlich waschen und in kleine Stücke zerteilen.
2. Die Möhren waschen, schälen und in kleine Würfelform bringen.
3. Alles in einem Topf mit etwa 200 ml Wasser kochen.
4. Das Olivenöl hinzufügen.

56. Brei mit Hirse

Zutaten für 4 Portionen:

- 20 g Hirse
- 80 g Kartoffeln
- 100 g Spinat
- 2 EL Wasser
- 1 EL Rapsöl

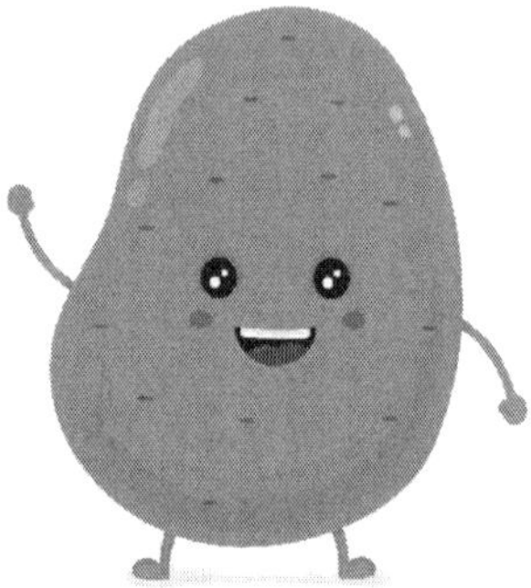

Zubereitungszeit: 40 Minuten

Zubereitung:

1. Die Kartoffeln waschen, von der Schale befreien und in kleine Teile zerschneiden.
2. Den Spinat waschen und klein schneiden.
3. Die Hirse in einem Topf aufkochen, es sollte im Topf etwa doppelt so viel Wasser wie Hirse sein.
4. Nach etwa 15 Minuten mit einem Sieb die Hirse vom Wasser trennen.
5. Die Hirse mit den Kartoffeln in einen Topf geben und alles für rund 10 Minuten kochen.
6. Das Rapsöl unterrühren.

57. Einfacher Hirsebrei mit Rind

Zutaten für 4 Portionen:

- 200 g Kürbis
- 50 g Hirseflocken
- 80 g Rindfleisch
- 200 g Möhren
- 4 EL Apfelsaft
- 4 EL Rapsöl

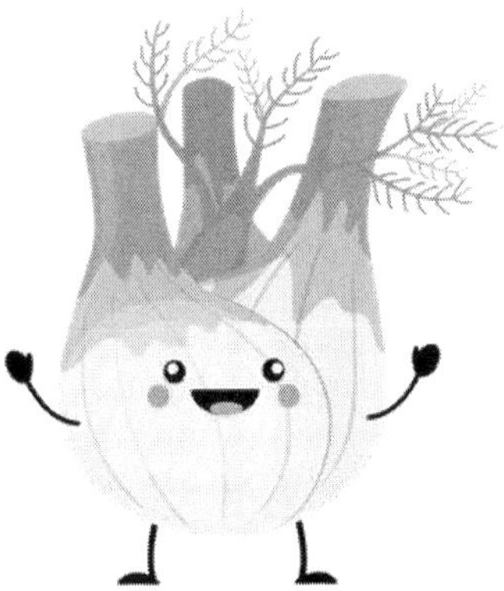

Zubereitungszeit: 30 Minuten

Zubereitung:

1. Die Möhren und den Kürbis waschen, schälen und die Kerne entfernen.
2. Beides in Stücke zerteilen.
3. Das Rindfleisch in kleine Stücke verarbeiten.
4. Das Gemüse und das Fleisch mit Wasser in einen Topf geben und für etwa 15 Minuten kochen.
5. Sobald das Gemüse weich ist, etwas Wasser hinzugeben.
6. Die Hirseflocken mit dem Apfelsaft im Topf unterrühren.
7. Das Rapsöl hinzugeben und alles fein pürieren.

58. Brei mit Kartoffeln

Zutaten für 4 Portionen:

- 20 g Putenfleisch
- 1 Kartoffel
- 3 EL Apfelsaft
- 10 g Haferflocken
- 2 TL Rapsöl

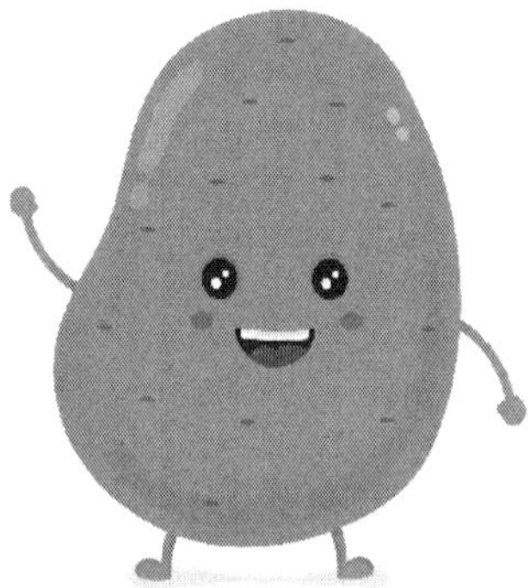

Zubereitungszeit: 15 Minuten

Zubereitung:

1. Die Kartoffel waschen, von der Schale befreien und in kleine Würfel zerhacken.
2. Das Rindfleisch gründlich waschen und klein schneiden.
3. Das Ganze in einen Topf geben, 150 ml Wasser hinzugeben und alles aufkochen.
4. In einen Behälter geben, das Rapsöl hinzufügen und alles gründlich pürieren.

59. Vollkorn-Erdbeer-Brei

Zutaten für 3 Portionen:

- 75 g Erdbeeren
- 3 EL Vollkorngrieß
- 2 TL Rapsöl
- Wasser

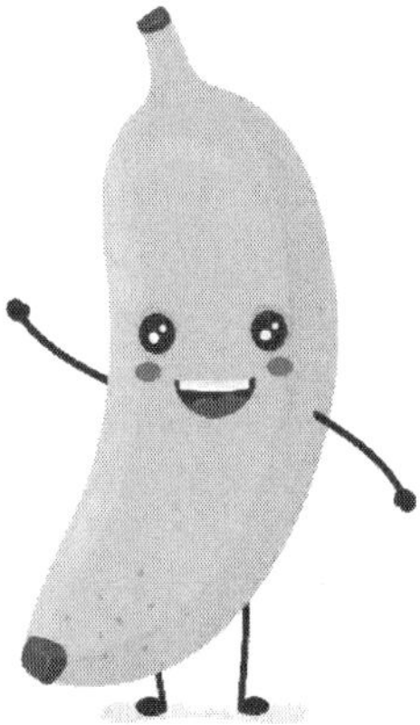

Zubereitungszeit: 15 Minuten

Zubereitung:

1. Etwas Wasser in einem Topf zum Kochen bringen.
2. Den Dinkelvollkorngrieß unterrühren.
3. 5 Minuten kochen und dann 2 Minuten köcheln lassen.
4. Alles in einen Behälter geben, das Rapsöl hinzufügen und gründlich durchpürieren.

60. Brei mit Hafer und Mandarinen

Zutaten für 3 Portionen:

- 150 ml Milch
- 25 g Grieß
- ½ Mandarine

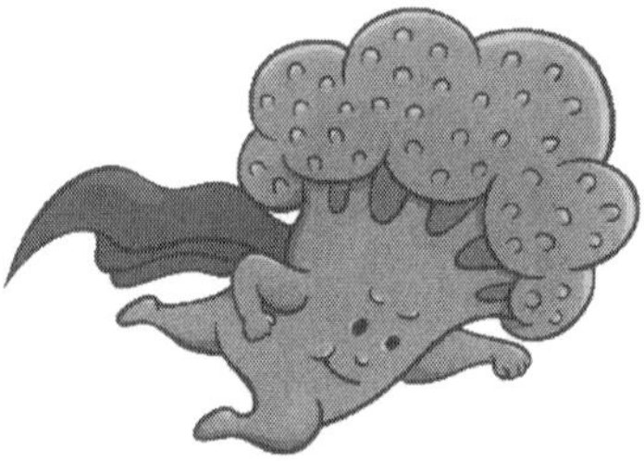

Zubereitungszeit: 10 Minuten

Zubereitung:

1. Die Milch in einem Topf erhitzen.
2. Die Mandarine schälen und in kleine Stücke teilen.
3. Die Mandarine zusammen mit dem Grieß hinzufügen.
4. Alles mithilfe eines Mixers gut durchpürieren.

61. Babybrei mit Himbeeren

Zutaten für 3 Portionen:

- 150 ml Milch
- 3 EL Himbeeren
- 30 g Haferflocken
- Wasser

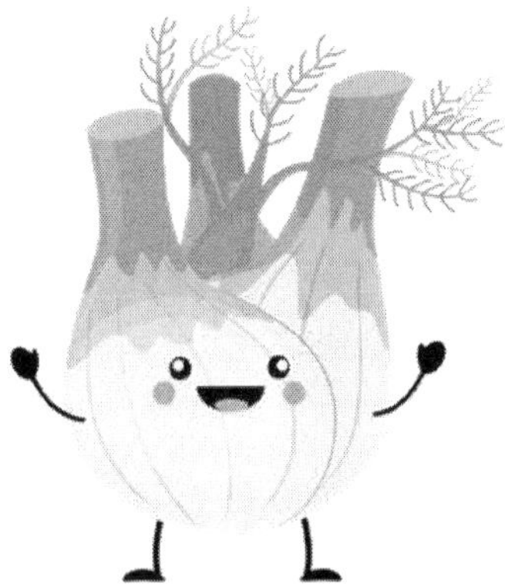

Zubereitungszeit: 20 Minuten

Zubereitung:

1. Die Milch in einem Topf aufkochen.
2. Die Himbeeren gründlich waschen und zerteilen.
3. Die Haferflocken hinzugeben und alles gründlich pürieren.
4. Etwas warmes Wasser hinzugeben, bis die gewünschte Konsistenz erreicht ist.

62. Früchtetee für Babys

Zutaten für 1 Portion:

- 2 Himbeeren
- 1 Erdbeere
- 100 ml Wasser

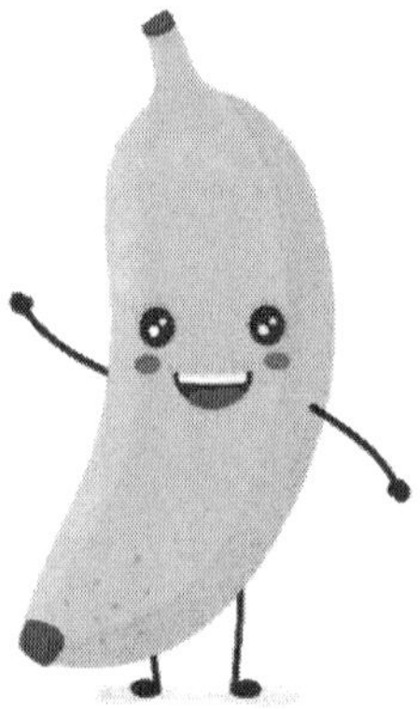

Zubereitungszeit: 15 Minuten

Zubereitung:

1. Die Himbeeren gründlich waschen und klein schneiden.
2. Die Erdbeere waschen und den Stiel entfernen, klein schneiden.
3. Das Wasser aufkochen und die Himbeeren zusammen mit der Erdbeere in einen Behälter geben und durchpürieren.
4. Abwarten, bis das Wasser lauwarm ist, und anschließend servieren.

63. Brei für Kartoffeln und Möhren

Zutaten für 6 Portionen:

- 3 Kartoffeln
- 2 Möhren
- 1 Orange
- 3 EL Rapsöl

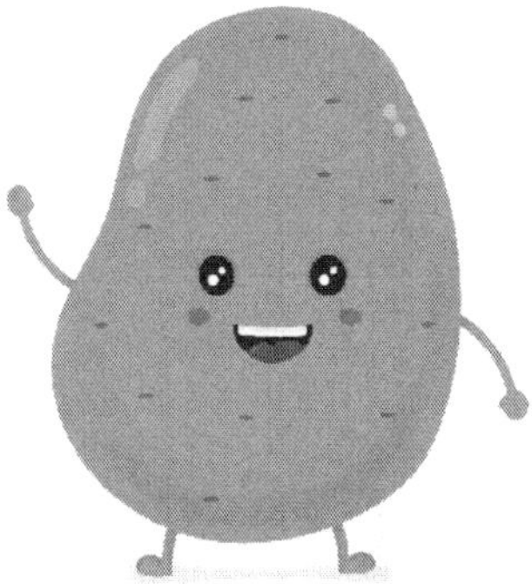

Zubereitungszeit: 30 Minuten

Zubereitung:

1. Die Möhren mit den Kartoffeln mithilfe von Wasser gründlich reinigen und dann schälen.
2. Die Möhren und Karotten würfeln.
3. In einem Topf mit Wasser 15 Minuten kochen.
4. Den Saft der Orange herauspressen und unterrühren.
5. Das Rapsöl unterrühren und alles mit einem Mixer pürieren.

64. Brei mit Honigmelonen

Zutaten für 4 Portionen:

- 100 g Honigmelone
- 3 Scheiben Vollkornzwieback
- 1 TL Rapsöl

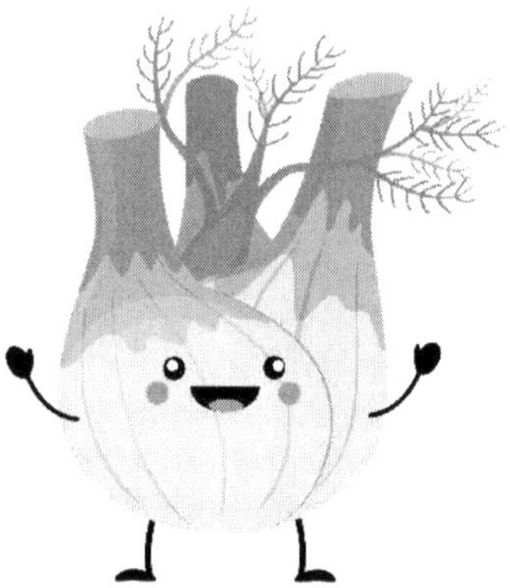

Zubereitungszeit: 15 Minuten

Zubereitung:

1. Die Zwiebackscheiben in einem Behälter zerdrücken.
2. Die Melone mit Wasser reinigen und anschließend schälen und entkernen.
3. Das Fruchtfleisch herauslöffeln und mit einem Mixer pürieren.
4. Das Rapsöl hinzugeben und den Zwieback unterrühren.
5. Etwas Wasser oder Apfelsaft hinzugeben, wenn die Konsistenz noch nicht breiig ist.

65. Maisgrießbrei

Zutaten für 3 Portionen:

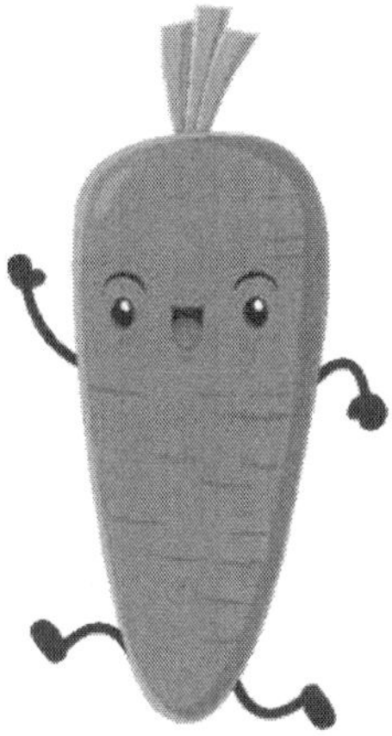

- 100 g Möhren
- 150 ml Milch
- 1 EL Maisgrieß
- 100 ml Wasser

Zubereitungszeit: 20 Minuten

Zubereitung:

1. Die Möhren gründlich abwaschen, schälen und klein hacken.
2. In einem Topf mit Wasser die Möhren zum Kochen bringen.
3. Den Maisgrieß unterrühren und für einige Minuten köcheln lassen.
4. Alles in einen Behälter geben und gründlich fein pürieren.

66. Leckerer Gemüsebrei

Zutaten für 3 Portionen:

- 40 g Möhren
- 40 g Brokkoli
- 40 g Kartoffeln
- 40 g Zucchini
- 40 g Tomaten
- 30 g Blumenkohl
- 20 g Butter

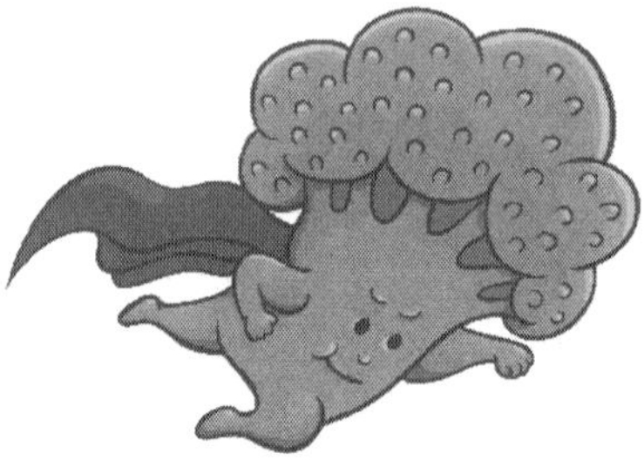

Zubereitungszeit: 25 Minuten

Zubereitung:

1. Das Gemüse mit Wasser gründlich reinigen.
2. Die Kartoffeln und die Möhren schälen und in kleine Stücke zerteilen.
3. Die Stielansätze der Tomaten entfernen, Tomaten vierteln.
4. In einen Topf etwas Wasser füllen und das Gemüse so lange kochen, bis es weich ist.
5. Butter hinzufügen und alles fein pürieren.

67. Kohlrabibrei mit Kartoffeln

Zutaten für 3 Portionen:

- 1 Kartoffel
- ½ Kohlrabi
- Petersilie
- 1 Möhre

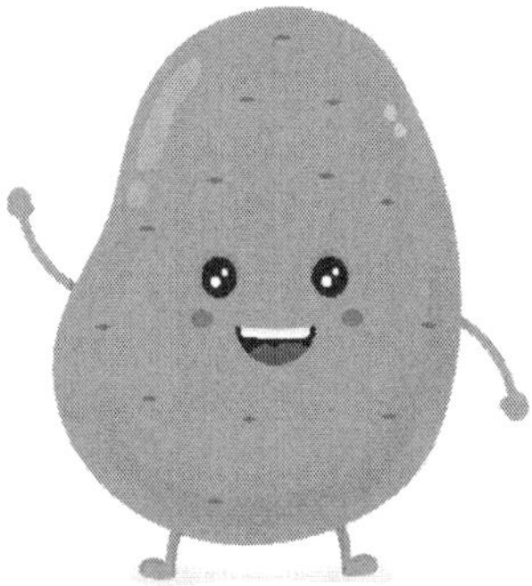

Zubereitungszeit: 25 Minuten

Zubereitung:

1. Die Kartoffel waschen, von der Schale befreien und zerteilen.
2. Den Kohlrabi zusammen mit der Möhre waschen und in kleinere Stücke zerschneiden.
3. Das Ganze in einem Topf für etwa 10 Minuten kochen lassen, bis es weich ist.
4. Die Petersilie nach Bedarf schneiden und hinzufügen.
5. Das Gemüse mit etwas Rapsöl unterrühren und gründlich pürieren.

Ab 7 Monaten

68. Kartoffelbrei mit Ei und Mangold

Zutaten für 2 Portionen:

- 200 g Mangold
- 200 g Kartoffeln
- 2 Eier
- 1 EL Rapsöl
- Wasser

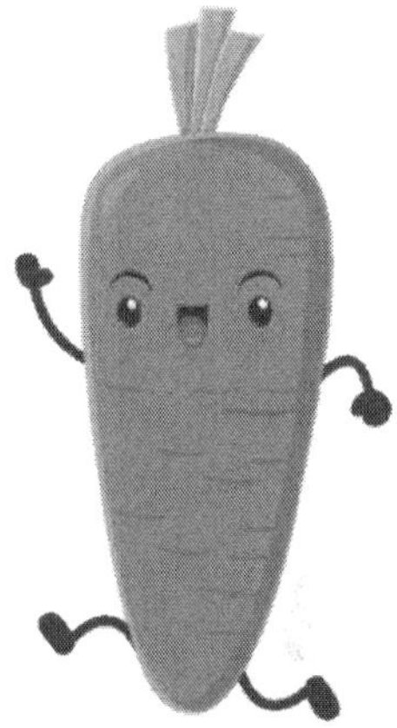

Zubereitungszeit: 40 Minuten

Zubereitung:

1. Die Blattrippen vom Mangold entfernen und die Blätter klein zupfen. Für ungefähr 2 Minuten in kochendem Wasser blanchieren.
2. Die Kartoffeln schälen und in Würfel schneiden. Mit wenig Wasser bei mittlerer Temperatur in einem Topf zugedeckt für 20 Minuten dünsten lassen.
3. Währenddessen das Ei für ungefähr 7 Minuten kochen und dann schälen.
4. Alles zusammen mit dem Kochwasser der Kartoffeln gut pürieren, bis die erwünschte Konsistenz erreicht ist. Vor dem Füttern noch Rapsöl unterrühren.

69. Haferflockenbrei mit Blumenkohl

Zutaten für 2 Portionen:

- 100 g Blumenkohl
- 2 – 3 EL Fruchtsaft
- 50 g Kartoffeln
- 1 EL Pflanzenöl
- 1 EL Haferflocken
- Wasser

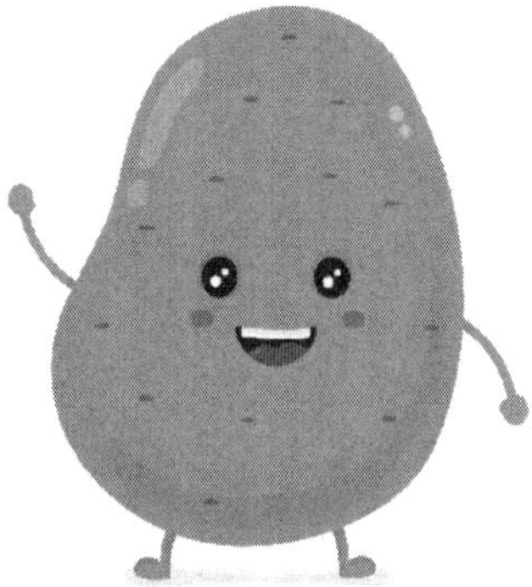

Zubereitungszeit: 25 Minuten

Zubereitung:

1. Den Blumenkohl waschen und in kleine Stücke schneiden.
2. Die Kartoffeln waschen, schälen und in kleine Stücke teilen.
3. Beides zusammen mit 70 ml Wasser in einem Topf mit geschlossenem Deckel für 12 Minuten leicht köcheln lassen.
4. Wenn das Gemüse gar ist, die Haferflocken hinzugeben und weitere 3 Minuten köcheln lassen.
5. Mit Pflanzenöl, Fruchtsaft und ein wenig zusätzlichem Wasser pürieren, bis die gewünschte Konsistenz erreicht ist.

70. Exotischer Obstbrei

Zutaten für 3 Portionen:

- 1 Mango
- 2 Bananen
- 1 Papaya
- 500 g Apfel

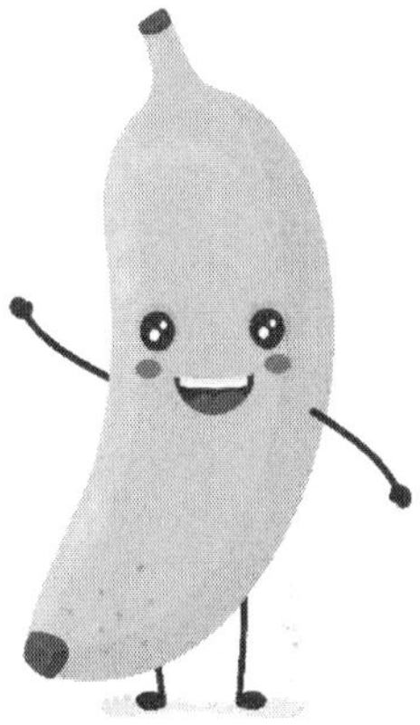

Zubereitungszeit: 45 Minuten

Zubereitung:

1. Die Äpfel schälen, entkernen und in kleine gleich große Stücke schneiden, mit 150 ml Wasser in einen Topf geben und für 15 Minuten bei mittlerer Hitze kochen, bis die Apfelstücke weich sind.
2. Mango, Papaya und Banane schälen und die Kerne entfernen. Nun alles in Würfel schnippeln.
3. Die letzten 5 Minuten das restliche Obst mit den Äpfeln mitkochen lassen.
4. Die Obststücke erst abkühlen lassen und dann zu einem feinen Brei pürieren.

71. Babybrei aus Couscous und Pfirsich

Zutaten für 1 Portion:

- 3 EL Couscous
- 1 Pfirsich
- 5 TL gemahlene Mandeln
- 1 TL Sahne
- Wasser

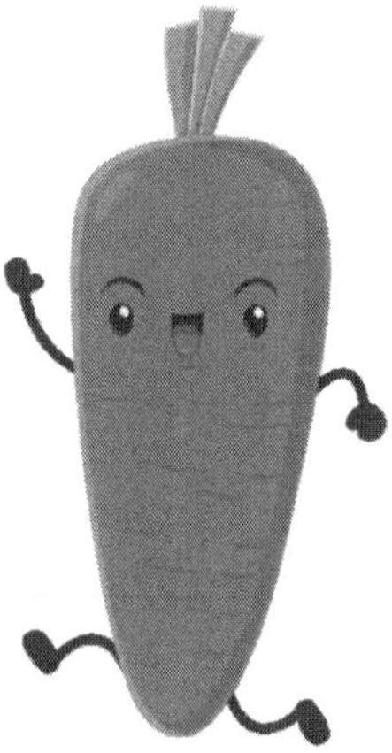

Zubereitungszeit: 25 Minuten

Zubereitung:

1. 6 EL Wasser in einem Topf zum Kochen bringen, dann Couscous unterrühren.
2. Den Topf von der Platte nehmen und den Couscous für 10 Minuten quellen lassen.
3. Währenddessen den Pfirsich gründlich waschen und mit kochendem Wasser übergießen. Dann die Haut abpellen und den Pfirsich entkernen.
4. Den geschnittenen Pfirsich zusammen mit der Sahne fein pürieren und zusätzlich Mandeln einrühren.
5. Den Pfirsichbrei mit dem Couscous vermischen.

72. Erdbeerbrei

Zutaten für 2 Portionen:

- 20 g altbackene Brötchen
- 100 g Erdbeeren
- 1 TL Rapsöl
- 2 Blätter frischer Minze
- 2 EL Apfelsaft

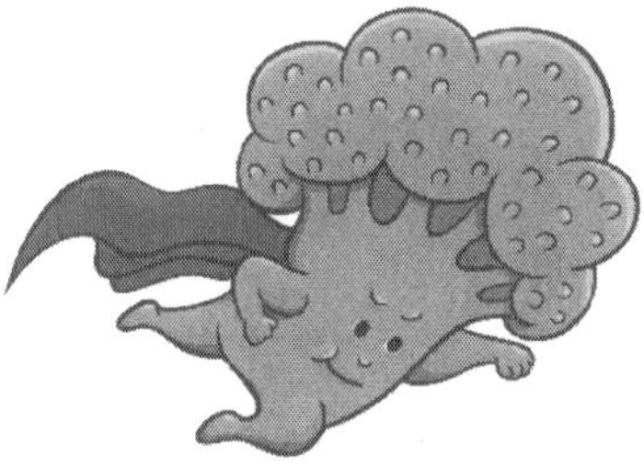

Zubereitungszeit: 10 Minuten

Zubereitung:

1. Die Erdbeeren gründlich abwaschen und die Ansätze der Stängel herausschneiden, die Erdbeeren klein schneiden.
2. Altbackene Brötchen in kleine Stücke teilen und in eine Schüssel mit Apfelsaft geben. Beides gut miteinander verrühren.
3. Die Erdbeeren, Minze und das Rapsöl in die Schüssel geben. Danach alles gut pürieren.

73. Brei aus Süßkartoffeln und Kohlrabi

Zutaten für 2 Portionen:

- 50 g Süßkartoffeln
- 100 g Kohlrabi
- 1 TL Pflanzenöl
- Wasser

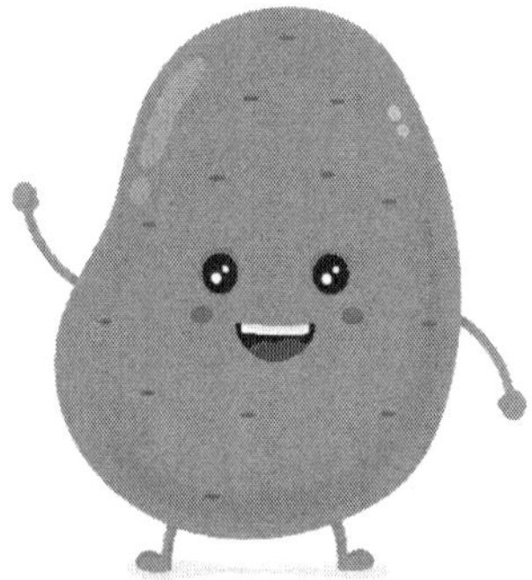

Zubereitungszeit: 25 Minuten

Zubereitung:

1. Die Süßkartoffel und Kohlrabi gründlich schälen und in kleine gleich große Stücke schneiden.
2. Das Gemüse in einen Topf geben und 100 ml Wasser hinzugeben, Deckel schließen und auf mittlerer Hitze für ungefähr 20 Minuten weich kochen lassen.
3. Das Gemüse zu einem feinen Brei pürieren. In den Brei kurz vor dem Verfüttern Pflanzenöl geben.

74. Mangobrei

Zutaten für 2 Portionen:

- 1 Mango
- 1 TL Rapsöl
- Wasser

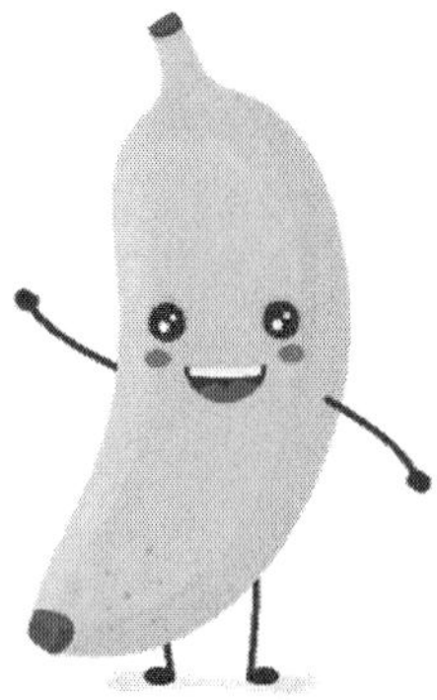

Zubereitungszeit: 10 Minuten

Zubereitung:

1. Die Mango gründlich abwaschen, schälen und entkernen und in kleine Stücke schneiden.
2. Die Mangostücke zu einem Brei pürieren und Rapsöl unterrühren. Für eine cremigere Konsistenz kann noch Wasser hinzugegeben werden.
3. Der Brei ist jetzt verzehrbereit.

75. Maisgrießbrei mit Spinat

Zutaten für 2 Portionen:

- 20 g Hühnerbrustfilet
- 100 g Blattspinat
- 1 EL Rapsöl
- 20 g Maisbrei (Polenta)
- 50 ml Apfelsaft
- Wasser

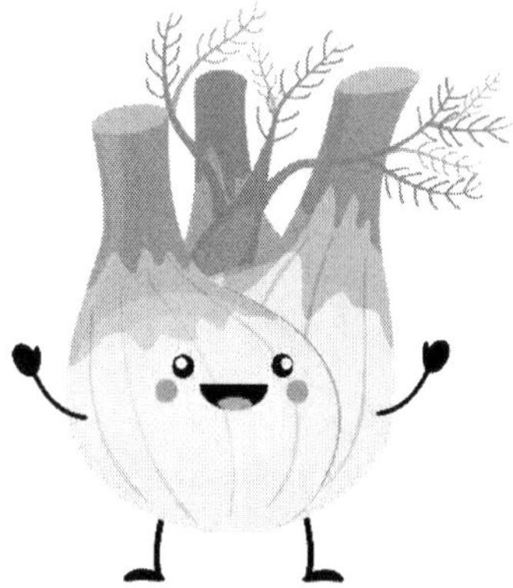

Zubereitungszeit: 15 Minuten

Zubereitung:

1. Den Blattspinat gründlich putzen, dabei grobe Stiele und Wurzeln aussortieren. Die Blätter trocken schütteln und klein schneiden.
2. Das Hühnerbrustfilet waschen und mit Papiertüchern vorsichtig trocken tupfen, in Streifen schneiden.
3. In einen Topf den Maisbrei, die Hühnerbruststreifen und 150 ml Wasser geben. Alles im zugedeckten Topf auf mittlerer Stufe für 5 Minuten dünsten lassen.
4. Den geschnittenen Spinat hinzugeben und den Topfinhalt noch mal aufkochen.
5. Alles unter Zugabe von Apfelsaft und Öl fein pürieren.
6. Nach ca. 4 Minuten wenden und die zweite Seite ebenfalls 4 Minuten bräunen lassen. Gegebenenfalls noch etwas Wasser unterrühren.

76. Brei aus Süßkartoffeln und Orange

Zutaten für 3 Portionen:

- 1 Süßkartoffel
- 2 EL Babymilchpulver
- 2 EL frisch gepresster Orangensaft
- 1 TL Rapsöl

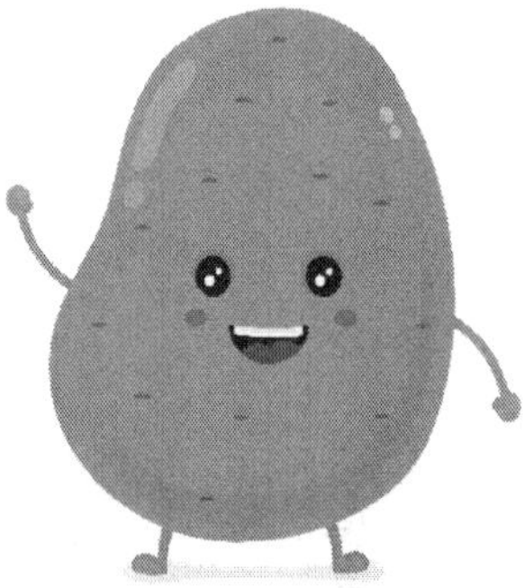

Zubereitungszeit: 65 Minuten

Zubereitung:

1. Die Süßkartoffel gründlich waschen und ungeschält in eine Auflaufform legen.
2. Bei 200 Grad im Backofen für ungefähr eine Stunde backen. Vor dem Herausnehmen nachschauen, ob die Kartoffel gar ist.
3. Nach dem Abkühlen die Kartoffel schälen und klein schneiden.
4. Die Kartoffelstücke, Babymilch, Orangensaft und Rapsöl zu einem Brei pürieren.

77. Kartoffelbrei mit Blumenkohl

Zutaten für 2 Portionen:

- 100 g Blumenkohl
- 50 g Kartoffeln
- 2 EL Apfelsaft
- 1 EL Haferflocken
- 1 EL Rapsöl
- 70 ml Wasser

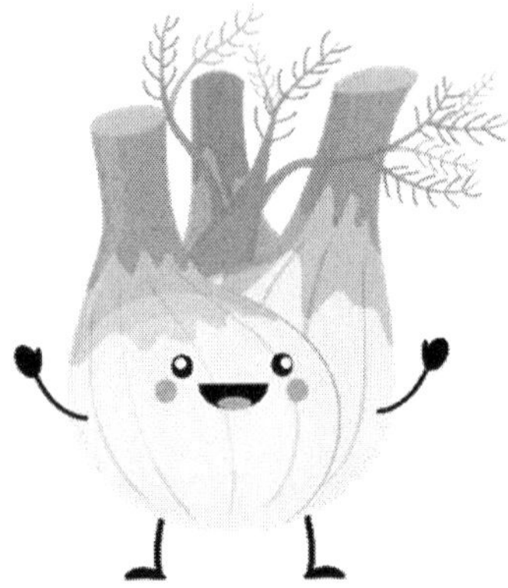

Zubereitungszeit: 20 Minuten

Zubereitung:

1. Den Blumenkohl gründlich waschen und klein schneiden. Im Anschluss die Kartoffel schälen und ebenfalls klein schneiden.
2. Das geschnittene Gemüse mit dem Wasser in einen Topf geben und für 12 Minuten köcheln lassen.
3. Die Haferflocken zum Topfinhalt hinzugeben und für weitere 2 Minuten köcheln lassen.
4. Den Saft und das Rapsöl unterrühren. Alles zu einem glatten Brei pürieren und, wenn es nötig ist, noch etwas Wasser hinzufügen.

78. Leckerer Lachsbrei mit Brokkoli

Zutaten für 1 Portion:

- 100 g Brokkoli
- 30 g Lachsfilet
- 25 g Vollkornnudeln
- 60 ml Wasser
- 2 EL Apfelsaft
- 1 EL Rapsöl

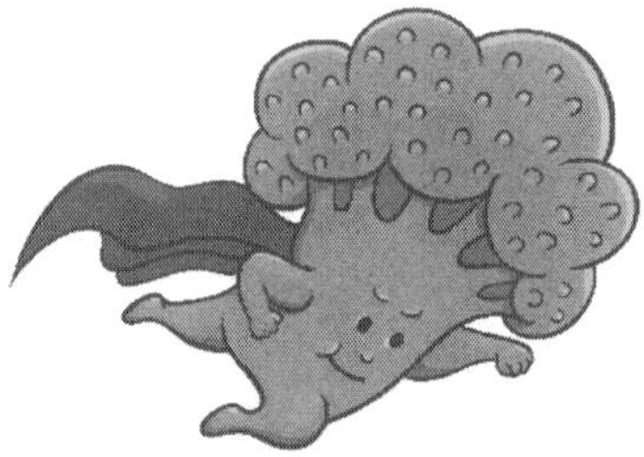

Zubereitungszeit: 25 Minuten

Zubereitung:

1. Die Vollkornnudeln nach der Angabe auf der Packung ohne Salz kochen.
2. Brokkoli gründlich waschen und zerteilen. Den Lachs waschen und in kleine Stücke schneiden.
3. Den Brokkoli und den Lachs in einen Topf mit Wasser geben und für 10 Minuten unter geschlossenem Deckel köcheln.
4. Die gekochten Nudeln zum Topfinhalt geben und weitere 2 Minuten auf der Herdplatte köcheln lassen.
5. Den Saft und das Rapsöl unterrühren und alles pürieren.

79. Suppengemüsebrei

Zutaten für 2 Portionen:

- 100 g Suppengemüse
- 50 g Kartoffeln
- 70 ml Wasser
- 1 EL Haferflocken
- 2 EL Apfelsaft
- 1 EL Rapsöl

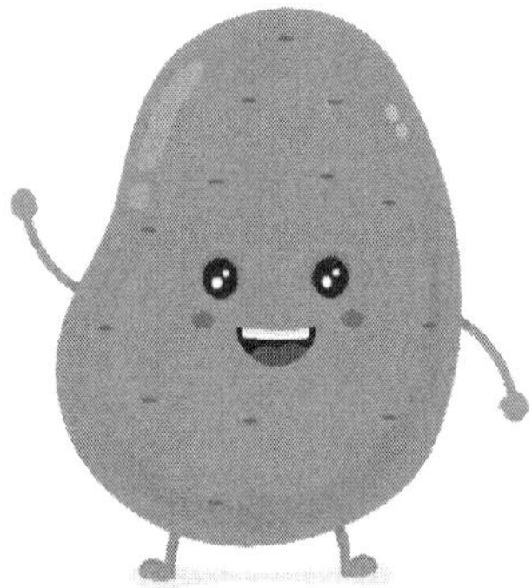

Zubereitungszeit: 25 Minuten

Zubereitung:

1. Das Gemüse waschen und schälen. Das gesamte Gemüse klein schneiden.
2. Das klein geschnittene Gemüse mit dem Wasser zusammen in einen Topf geben und aufkochen lassen. Anschließend bei niedriger Hitze für 12 Minuten köcheln.
3. Topf von der Herdplatte nehmen und Haferflocken dazugeben. Danach alles für weitere 2 Minuten quellen lassen.
4. Nach dem Unterrühren des Apfelsafts und des Rapsöls kann der Topfinhalt zu einem feinen Brei püriert werden.

80. Möhrenbrei mit Erdnuss

Zutaten für 3 Portionen:

- 500 g Möhren
- 1 EL Erdnusscreme
- 25 ml Rapsöl
- Wasser

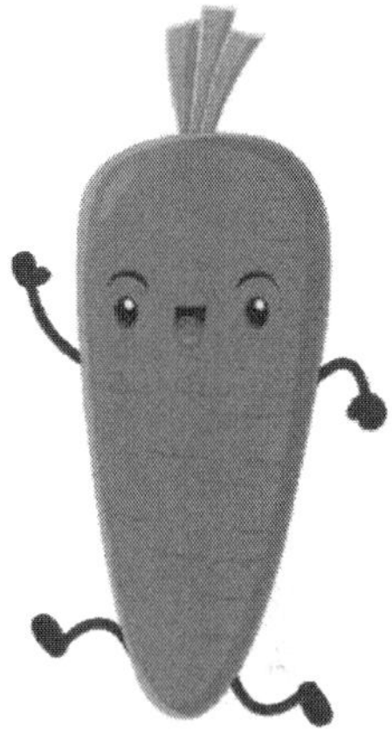

Zubereitungszeit: 45 Minuten

Zubereitung:

1. Die Möhren schälen und in Scheiben schneiden. Anschließend in einem Kochtopf mit Wasser weich kochen.
2. Sobald die Möhren gar gekocht sind, das Wasser bis auf einen geringen Rest abgießen.
3. Rapsöl und Erdnusscreme hinzufügen.
4. Den Topfinhalt pürieren und je nach Konsistenz noch etwas Wasser unterrühren.

81. Zucchinibrei mit Reiswaffel

Zutaten für 2 Portionen:

- 200 g Zucchini
- 4 Reiswaffeln
- 200 ml Wasser
- 2 EL Rapsöl
- 4 EL Apfelsaft

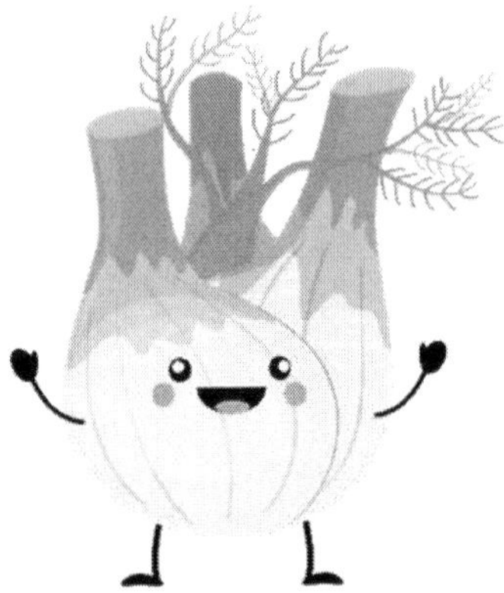

Zubereitungszeit: 25 Minuten

Zubereitung:

1. Die Zucchini schälen und klein würfeln, für 10 Minuten dünsten.
2. Die gedünsteten Zucchiniwürfel mit dem Rapsöl pürieren.
3. In einem Wasserkocher 200 ml Wasser zum Kochen bringen und kurz abkühlen lassen.
4. Währenddessen die Reiswaffeln zerbröseln und das abgekochte Wasser darübergießen. So lange warten, bis die Reiswaffeln aufgequollen sind, und verrühren.
5. Den Zucchinibrei zusammen mit den Reiswaffeln verrühren und Apfelsaft untermischen.

82. Gemüsebrei mit Rindfleisch

Zutaten für 1 Portion:

- 100 g Pastinake
- 50 g Kartoffeln
- 30 g mageres Rindfleisch
- 2 TL Rapsöl
- 3 EL Orangensaft

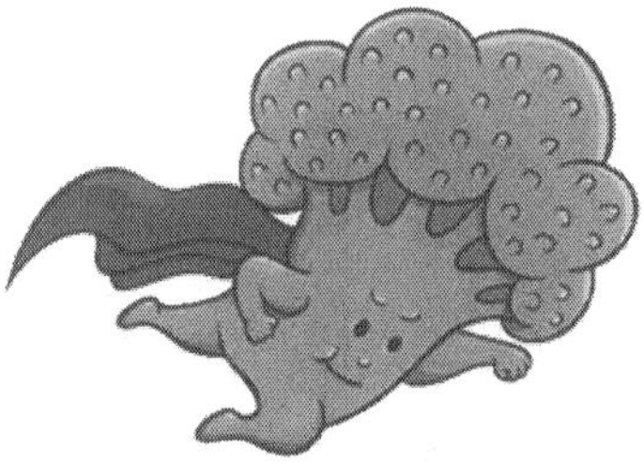

Zubereitungszeit: 30 Minuten

Zubereitung:

1. Die Pastinaken und Kartoffeln gründlich waschen und schälen, danach klein schneiden.
2. Das magere Rindfleisch in kleine Würfel schneiden. Anschließend die Rindfleischwürfel in einem Topf mit Wasser aufkochen.
3. Den Topf zudecken und das Fleisch für 15 Minuten bei niedriger Stufe dünsten.
4. Die klein geschnittenen Pastinaken und Kartoffeln hinzugeben und für 10 Minuten mitkochen, bis das Gemüse weich ist.
5. Das Wasser abgießen und das Rapsöl und den Orangensaft hinzugeben. Alles zu Brei pürieren.

83. Vegetarischer Brei mit Spinat

Zutaten für 1 Portion:

- 150 g Spinat
- 50 g Vollkornnudeln
- 10 g Getreideflocken
- 1 TL Rapsöl
- 2 EL Apfelsaft
- Wasser

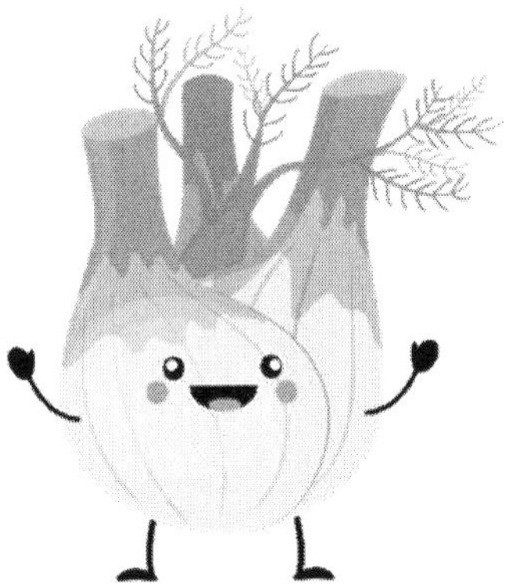

Zubereitungszeit: 25 Minuten

Zubereitung:

1. Den Spinat nach der Angabe auf der Verpackung zubereiten.
2. Einen Topf mit ein wenig Wasser zum Kochen bringen und Nudeln auf mittlerer Hitze für ungefähr 10 Minuten weich kochen lassen.
3. Alle Zutaten in ein Gefäß geben und zu einem glatten Brei rühren, indem ein wenig Wasser bis zur gewünschten Konsistenz hinzugegeben wird.

84. Kartoffelbrei mit Kürbis und Zucchini

Zutaten für 3 Portionen:

- 100 g Kartoffeln
- 100 g Zucchini
- 100 g Kürbis
- Wasser
- 1 TL Pflanzenöl

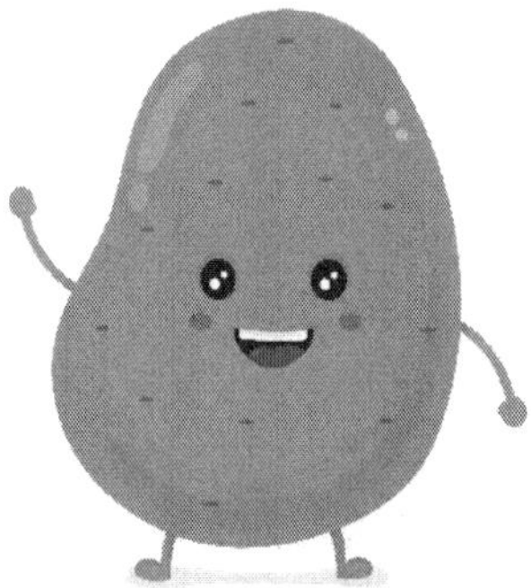

Zubereitungszeit: 35 Minuten

Zubereitung:

1. Zucchini, Kürbis und Kartoffeln waschen, schälen und in gleich große Stücke teilen.
2. Das Gemüse in einen Topf mit 175 ml Wasser geben und nach kurzem Aufkochen ungefähr 20 Minuten köcheln lassen.
3. Sobald alles weich gekocht ist, kann es püriert und vor dem Verzehr mit einem Teelöffel Pflanzenöl verrührt werden.

85. Brei aus Tomate, Reis und Hähnchen

Zutaten für 1 Portion:

- 2 mittelgroße Tomaten
- 30 g mageres Hähnchenfleisch
- 15 g Reis
- 3 EL Karottensaft
- 1 TL Pflanzenöl
- Wasser

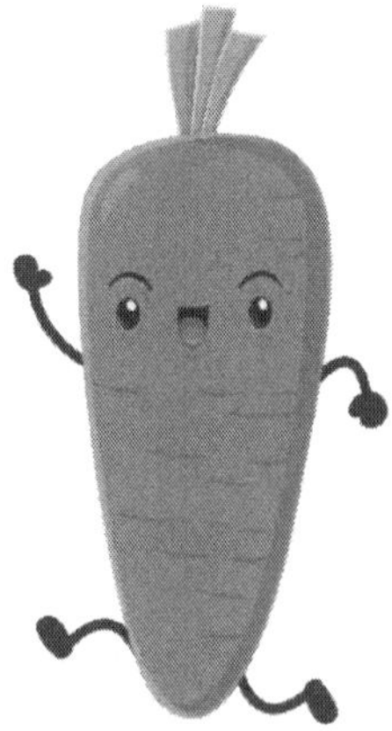

Zubereitungszeit: 40 Minuten

Zubereitung:

1. Den Reis nach der Packungsangabe ohne Gewürze zubereiten.
2. In der Zwischenzeit die Tomaten häuten, indem sie über Kreuz eingeschnitten und mit kochendem Wasser übergossen werden. Die Haut abziehen. Kerne und Blüte der Tomate herausschneiden, klein schneiden.
3. Das Hähnchenfleisch in kleine Stücke schneiden. In einem Topf für ungefähr 10 Minuten mit wenig Wasser garen. Den gekochten Reis die restlichen 2 Minuten der gesamten Zeit dazugeben und mitkochen lassen.
4. Alles zusammen mit dem Karottensaft vermischen und pürieren. Bevor die Portion verzehrt wird, noch einen Teelöffel Pflanzenöl unterrühren.

86. Brei mit Rindfleisch und Gemüse

Zutaten für 4 Portionen:

- 300 g mageres Rindergulasch
- 1 Kohlrabi
- 6 Möhren
- 150 ml Wasser
- 4 EL Pflanzenöl

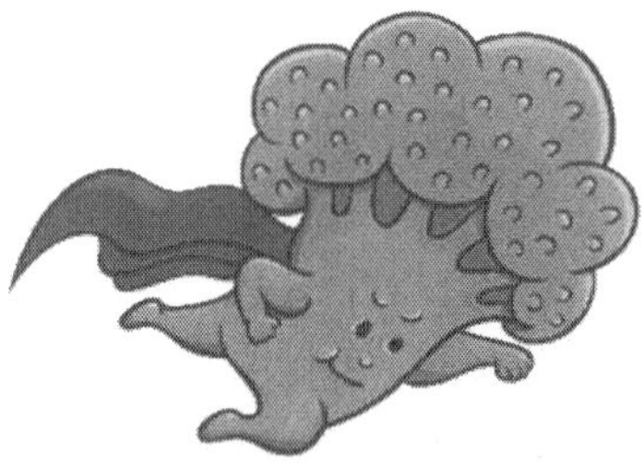

Zubereitungszeit: 25 Minuten

Zubereitung:

1. Kohlrabi und Karotten schälen und klein schneiden, ebenso das Fleisch klein schneiden.
2. Alles zusammen mit Wasser für 15 Minuten weich kochen.
3. Sobald alles gegart ist, mit etwas von dem Kochwasser zu einem feinen Brei pürieren.
4. Kurz vor dem Verzehr noch Pflanzenöl untermischen.

87. Pfirsich-Apfel-Brei

Zutaten für 1 Portion:

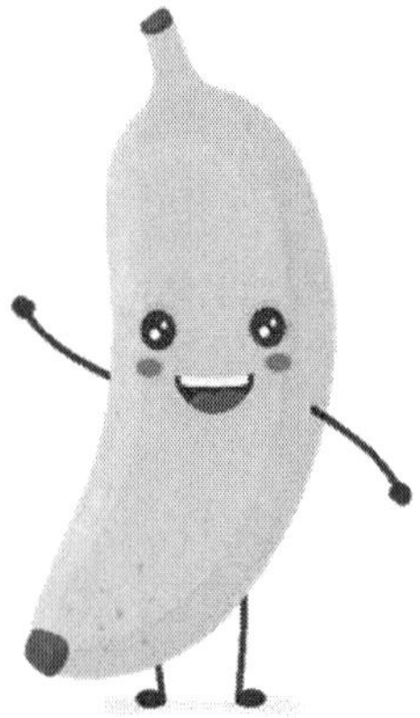

- 1 Apfel
- 1 Pfirsich
- Wasser
- 1 TL Pflanzenöl

Zubereitungszeit: 15 Minuten

Zubereitung:

1. Den Pfirsich in einer Schüssel mit heißem Wasser übergießen und in dem Wasserbad liegen lassen. Die Schäle lösen, entkernen und klein schneiden.
2. Den Apfel gut waschen, schälen und in kleine Würfel schneiden. In einen Topf mit wenig Wasser geben und für ungefähr 5 Minuten auf niedriger Stufe kochen.
3. Die Pfirsich- und Apfelstücke zusammen mit ein wenig Wasser pürieren, bis die gewünschte Konsistenz erreicht ist. Pflanzenöl hinzugeben.

88. Birnenbrei mit Gurke und Couscous

Zutaten für 1 Portion:

- 50 g Birne
- 50 g Gurke
- 20 g Couscous
- 1 TL Pflanzenöl
- Wasser

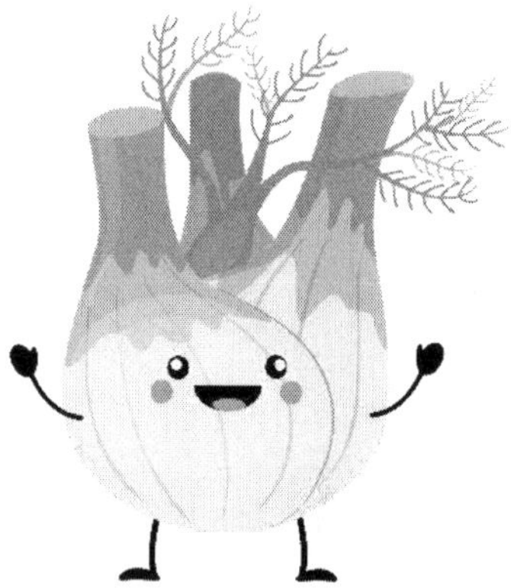

Zubereitungszeit: 25 Minuten

Zubereitung:

1. Die Birnen schälen, entkernen und in Stücke schneiden.
2. In einen Topf geben und mit etwas Wasser bedecken. Köcheln lassen, bis die Birnenstücke weich sind.
3. In der Zeit die Gurke schälen und der Länge nach halbieren. Die Kerne mit einem Löffel entfernen und die Gurke würfeln.
4. Couscous nach Packungsangabe zubereiten.
5. Die Gurke und Birne mit etwas Wasser pürieren. Anschließend den Brei mit Couscous und Pflanzenöl vermischen.
6. Falls der Brei zu grob ist, noch mal mit dem Couscous zusammen pürieren.

89. Couscousbrei mit Brokkoli

Zutaten für 1 Portion:

- 100 g Brokkoli
- 50 ml Möhrensaft
- 20 g Couscous
- 40 g Apfel
- 1 TL Pflanzenöl
- 100 ml Wasser

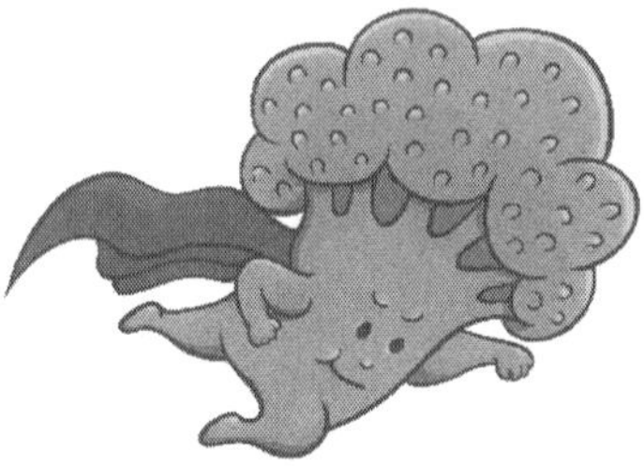

Zubereitungszeit: 35 Minuten

Zubereitung:

1. Den Brokkoli gründlich waschen und in kleine Stücke teilen. Für 10 Minuten in einem Topf mit Wasser auf niedriger Stufe köcheln lassen.
2. Zwischenzeitlich den Couscous mit Möhrensaft vermischen und 10 Minuten quellen lassen.
3. Den Apfel waschen, schälen und entkernen. In Stücke schneiden und mit dem Brokkoli pürieren.
4. Den Couscous zum Püree hinzugeben und im Topf alles noch mal kurz aufkochen lassen.
5. Schließlich alles zusammen pürieren und mit dem Pflanzenöl vermischen.

90. Fischbrei mit Mandel-Brokkoli

Zutaten für 1 Portion:

- 100 g Brokkoli
- 50 g gekochter Reis
- 30 g Forellenfilet
- 3 EL Orangensaft
- ½ TL Pflanzenöl
- 1 TL Mandelmus

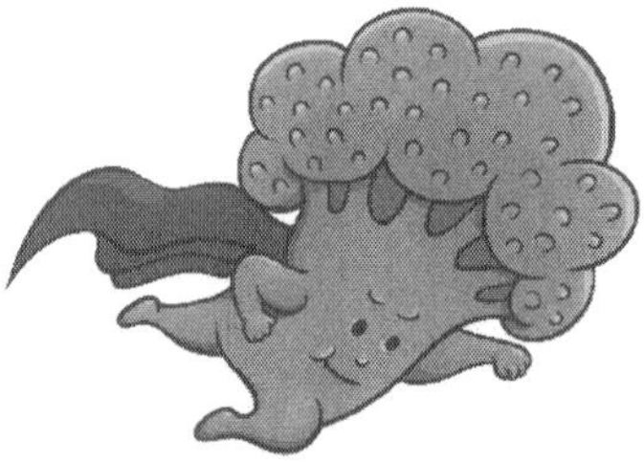

Zubereitungszeit: 25 Minuten

Zubereitung:

1. Den Brokkoli waschen und in kleine Stücke teilen, das Fischfilet in kleine Stücke schneiden.
2. Brokkoli und Fisch mit 50 ml Wasser in einen Topf geben und für 10 Minuten köcheln lassen.
3. Den gekochten Reis hinzugeben und einige Minuten mitköcheln lassen. Rapsöl, Mandelmus und Apfelsaft zum Topfinhalt geben und alles pürieren.
4. Um eine flüssigere Konsistenz zu erhalten, gegebenenfalls noch etwas Wasser hinzugeben.

91. Süßkartoffelbrei mit Ente und Apfel

Zutaten für 1 Portion:

- 100 g Süßkartoffeln
- 30 g magere Entenbrust
- 1/4 Apfel
- 50 g Kartoffeln
- 1 EL Pflanzenöl

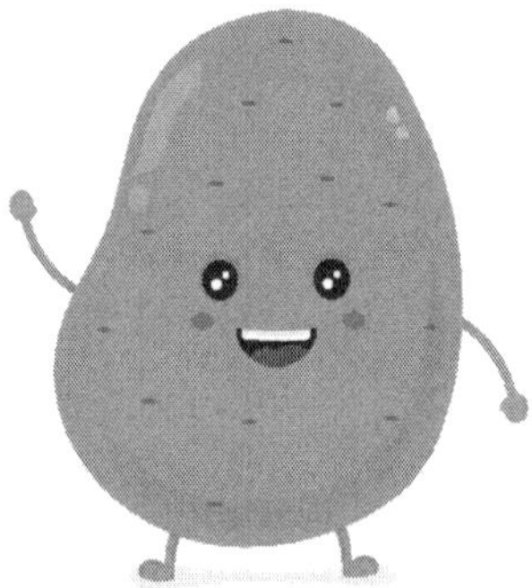

Zubereitungszeit: 30 Minuten

Zubereitung:

1. Die Süßkartoffeln, Kartoffeln und den Apfel waschen, schälen und in Würfel schneiden.
2. Die Entenbrust waschen und mit Tüchern trocken tupfen. Die Entenbrust in kleine Stücke teilen.
3. In einem Topf die Kartoffeln und das Fleisch mit 50 ml Wasser für 10 Minuten köcheln lassen.
4. Nach den 10 Minuten die Apfelstücke für einige Minuten mitdünsten lassen.
5. Alles zusammen mit dem Pflanzenöl pürieren.

92. Grießbrei mit Vanille und Birne

Zutaten für 1 Portion:

- 200 ml Vollmilch
- 20 g Vollkorngrieß
- 1/4 Birne
- 1 Messerspitze gemahlene Vanille

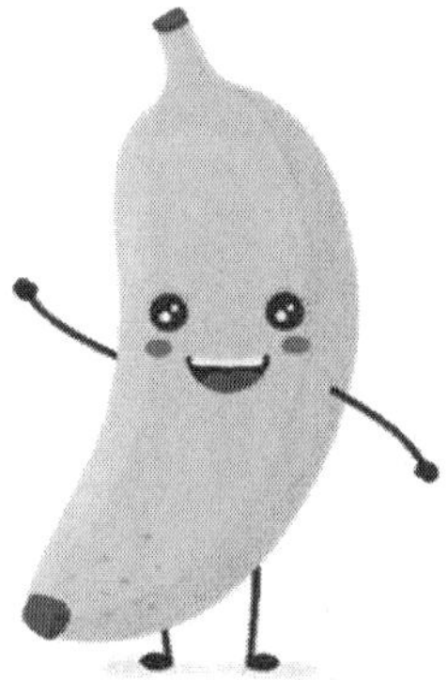

Zubereitungszeit: 15 Minuten

Zubereitung:

1. Die Milch in einen Topf geben und aufkochen lassen.
2. Sobald die Milch aufgekocht ist, den Grieß einrühren und einige Minuten leicht kochen lassen.
3. Währenddessen die Birne waschen, entkernen und schälen, dann fein reiben.
4. Zum Grießbrei die Vanille und zerriebene Birne geben und gegebenenfalls fein pürieren, ansonsten kann die Mahlzeit ohne nochmaliges Pürieren genossen werden.

93. Brei aus Birnen und Pflaumen

Zutaten für 1 Portion:

- 20 g Schmelzflocken
- 150 ml Wasser
- 1/2 Birne
- 2 Pflaumen
- 1 TL Pflanzenöl

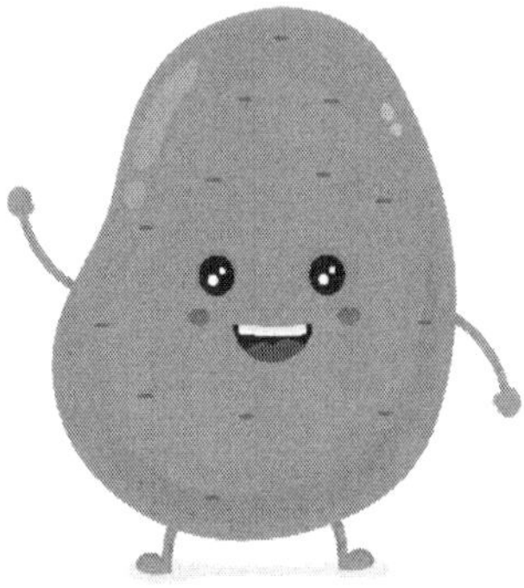

Zubereitungszeit: 10 Minuten

Zubereitung:

1. Die Birne waschen, entkernen und schälen. Die Pflaumen waschen und entkernen. Beides in kleine Stücke schneiden.
2. Das geschnittene Obst mit 50 ml Wasser in einem Topf für 5 Minuten dünsten.
3. Wenn das Obst weich ist, kann es mit dem Pflanzenöl zu einem Brei pürieren werden.
4. Um die Schmelzflocken zuzubereiten, müssen 100 ml Wasser mit den Schmelzflocken in einem Topf aufgekocht werden. Danach für eine Minute leicht weiterkochen und abkühlen lassen.
5. Die Schmelzflocken mit dem Obstmus vermischen und verzehren.

Ab 8 Monaten

94. Maisbrei mit Brokkoli und Hähnchen

Zutaten für 3 Portionen:

- 50 g Brokkoli
- 50 g Mais
- 50 g Kartoffeln
- 30 g Hähnchenbrust
- 1 EL Rapsöl
- 3 EL Apfelsaft
- Wasser

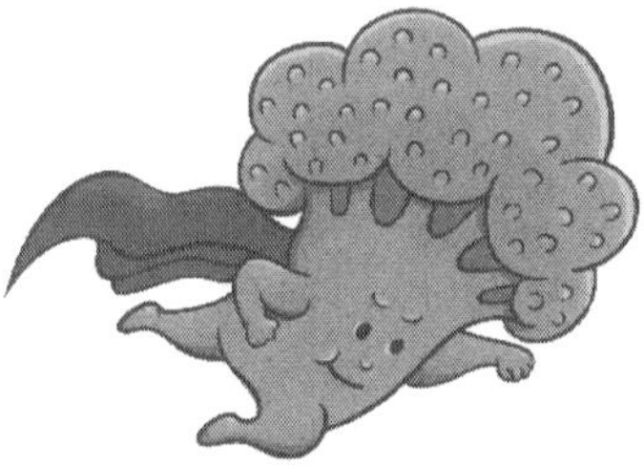

Zubereitungszeit: 35 Minuten

Zubereitung:

1. Den Brokkoli und die Kartoffeln gründlich waschen und klein schneiden.
2. Das Fleisch waschen und mit einem Papiertuch trocken tupfen. Die Hähnchenbrust in kleine, gleich große Stücke schneiden.
3. Die Hähnchen- und Kartoffelstücke in einen Topf geben und mit so viel Wasser auffüllen, dass der Inhalt bedeckt ist. Alles abgedeckt für 5 Minuten köcheln lassen.
4. Dann den Brokkoli hinzugeben und nochmals für 5 Minuten mitköcheln. Den Mais hinzugeben, der ebenfalls weitere 5 Minuten köchelt, bis die Kartoffelstücke gar sind.
5. Den Saft und das Öl zum Topfinhalt geben und zu Brei pürieren.

95. Birchermüsli für Babys

Zutaten für 2 Portionen:

- 1 getrocknete Feige
- ½ Apfel
- 100 ml Milch
- 5 g Butter
- 30 g Haferflocken
- ½ Banane
- 50 ml Wasser

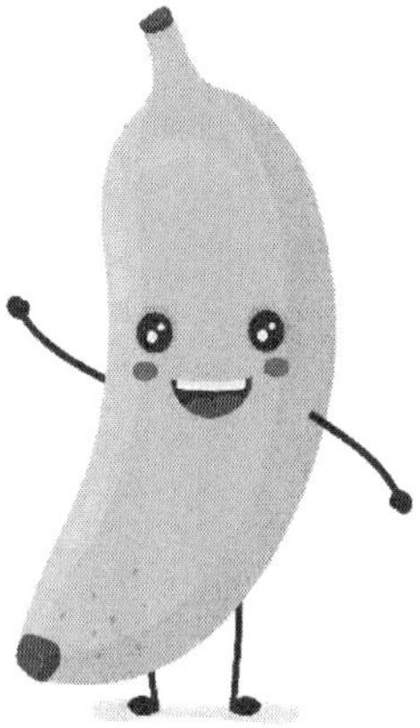

Zubereitungszeit: 25 Minuten

Zubereitung:

1. Die getrocknete Feige sehr klein schneiden und den halben geschälten Apfel zerreiben. Beides in einem Topf mit geschmolzener Butter andünsten.
2. In den Topf die Haferflocken hineinstreuen und verrühren.
3. Unter weiterem Rühren Milch und Wasser hinzugeben und zum Kochen bringen, bis die erwünschte Konsistenz erreicht ist.
4. Die Banane zerdrücken oder pürieren und unter den Brei mischen.

96. Gemüsebrei mit Seelachs

Zutaten für 4 Portionen:

- 1 Kohlrabi
- 4 Kartoffeln
- 100 g Seelachsfilet
- 4 TL Rapsöl
- 6 EL Apfelsaft

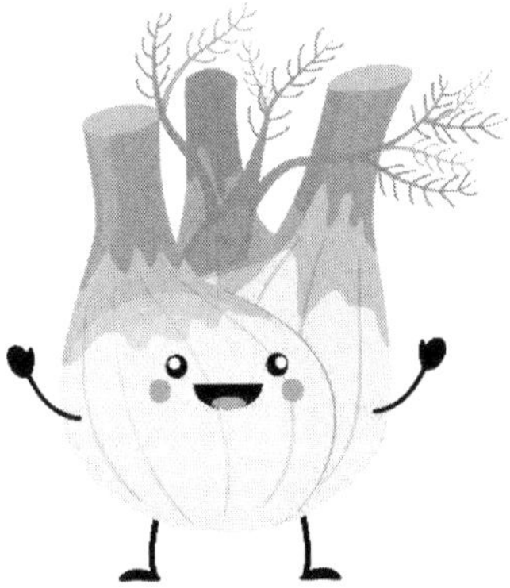

Zubereitungszeit: 30 Minuten

Zubereitung:

1. Die Kartoffeln waschen und ungeschält in einen Topf geben. So viel Wasser hinzugeben, dass die Kartoffeln bedeckt sind, und für 20 Minuten kochen.
2. In der Zeit Kohlrabi schälen und in kleine Stücke schneiden. Den geschnittenen Kohlrabi in einem Topf mit 2 TL Rapsöl andünsten. Danach 3 EL Wasser hinzugeben und für weitere 15 Minuten mit geschlossenem Deckel dünsten.
3. Das Lachsfilet gründlich waschen, abtupfen, in kleine Stücke schneiden. Für einige Minuten auf den geschnittenen Kohlrabi legen und im Topf garen lassen.
4. Den Kohlrabi und den Seelachs zu feinem Brei pürieren.
5. Die gekochten Kartoffeln schälen und zu feinem Brei zerstampfen. Den Kartoffelbrei mit 2 TL Rapsöl und Apfelsaft zu dem bereits pürierten Kohlrabi- und Seelachsbrei geben.

97. Genüsslicher Kartoffelbrei

Zutaten für 5 Portionen:

- 500 g Kürbis
- 250 g Kartoffeln
- 150 g Äpfel
- 50 g Haferflocken
- 5 EL Rapsöl
- 100 ml Apfelsaft
- Wasser

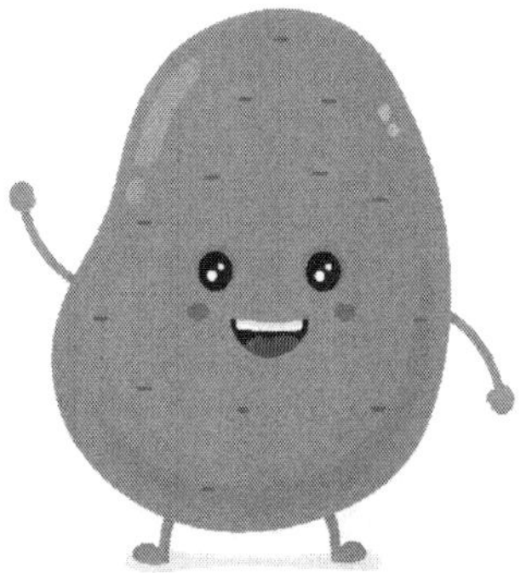

Zubereitungszeit: 40 Minuten

Zubereitung:

1. Die Kartoffeln schälen und unter fließendem Wasser abwaschen. In grobe Würfel schneiden.
2. Den Kürbis schälen, entkernen und in kleine Stücke teilen.
3. Die Gemüsewürfel mit 150 ml Wasser in einen Topf geben und für 15 Minuten auf mittlerer Stufe köcheln lassen.
4. Zwischenzeitlich die Äpfel schälen, entkernen und in gleich große Teile zerkleinern.
5. Die Apfelstücke und Haferflocken mit in den Topf geben, wenn das Gemüse gar ist.
6. Unter gleichmäßigem Rühren für einige Minuten kochen lassen und dann von der Herdplatte nehmen.
7. Schließlich noch Apfelsaft und Öl hinzugeben und alles zusammen zu einem feinen Brei pürieren.

98. Mirabellenbrei

Zutaten für 1 Portion:

- 2 Vollkornzwieback
- 100 g Mirabellen
- 2 EL Apfelsaft
- 1 TL Rapsöl

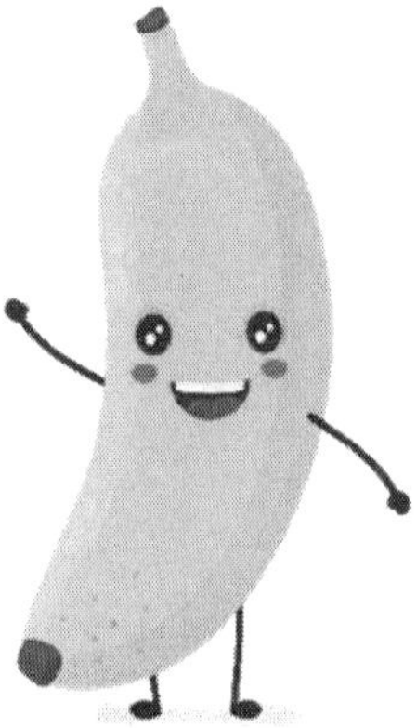

Zubereitungszeit: 15 Minuten

Zubereitung:

1. Die Mirabellen gründlich unter fließendem Wasser waschen und entkernen. Darauf mit dem Apfelsaft zusammen in einen Topf geben und auf kleiner Flamme für 5 Minuten dünsten.
2. Nun den Topfinhalt zu einem Mus pürieren.
3. Den Zwieback zerbröseln und mit Öl zum Mirabellenmus hinzufügen.
4. Nachdem alles sorgfältig verrührt wurde, mit gekochtem Wasser verdünnen, bis der Brei eine geeignete Konsistenz hat.

99. Brei aus Lachs und Porree

Zutaten für 1 Portion:

- 100 g Porree
- 60 g Kartoffeln
- 40 g Lachsfilet
- 3 EL Orangensaft
- 1 TL Rapsöl
- Wasser

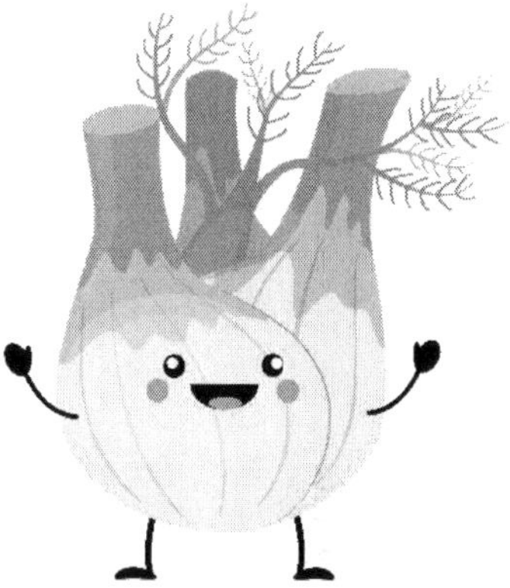

Zubereitungszeit: 30 Minuten

Zubereitung:

1. Die Kartoffeln schälen, waschen und in kleine Stücke teilen.
2. Porree gründlich waschen, längs aufschneiden und in Ringe schneiden.
3. In einem Topf genügend Wasser zum Kochen bringen, sodass das Gemüse darin für 10 Minuten gekocht werden kann.
4. Den Lachs waschen und mit einem Papiertuch abtupfen. Anschließend klein schneiden.
5. Kurz vor Ende der Kochzeit den Lach für 5 Minuten zu dem Gemüse geben und garen.
6. Nach der Kochzeit Topf von der Platte nehmen und Orangensaft sowie Rapsöl unterrühren.
7. Zum Schluss alles zu einem glatten Brei pürieren.

100. Kartoffelbrei mit Roter Bete

Zutaten für 1 Portion:

- 75 g Rote Bete
- 60 g Kartoffeln
- 1 EL Haferflocken
- 40 ml Apfelsaft
- 1 TL Rapsöl

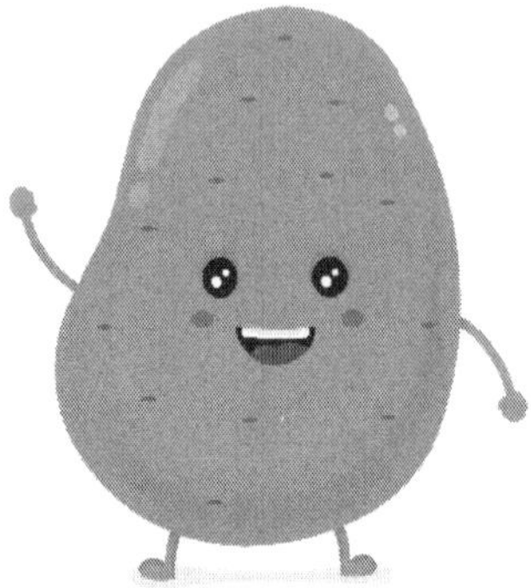

Zubereitungszeit: 25 Minuten

Zubereitung:

1. Die Rote Bete und die Kartoffeln gründlich unter fließendem Wasser waschen, schälen und klein schneiden.
2. 60 ml Wasser mit dem Gemüse in einen Topf geben und für 15 Minuten auf niedriger Stufe kochen lassen.
3. Die Haferflocken hinzugeben und unter gleichmäßigem Rühren für weitere 3 Minuten kochen.
4. Den Topf von der Herdplatte nehmen und das Öl sowie den Apfelsaft hineingeben. Alles zu einem feinen Brei pürieren.

101. Zucchinibrei mit Hähnchen

Zutaten für 1 Portion:

- 50 g Zucchini
- 50 g Sellerie
- 50 g Kartoffeln
- 30 g Hähnchenbrust
- 60 ml Wasser
- 3 EL Apfelsaft
- 1 EL Rapsöl

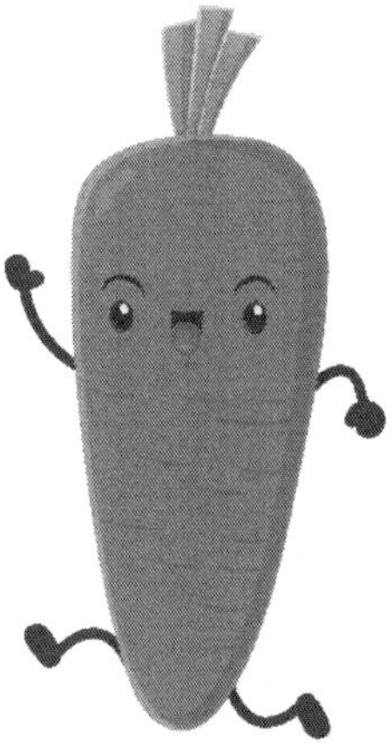

Zubereitungszeit: 25 Minuten

Zubereitung:

1. Die Zucchini gründlich waschen und klein schneiden. Den Sellerie und die Kartoffeln waschen, schälen und in kleine Stücke teilen.
2. Die Hähnchenbrust waschen und klein schneiden.
3. Einen Topf mit dem Wasser, Fleisch und Gemüse aufkochen und bei niedrigerer Temperatur für 12 Minuten köcheln lassen.
4. Den Apfelsaft und das Öl untermischen und den Inhalt pürieren. Zusätzlich noch etwas Wasser hinzugeben, falls der Brei zu fest ist.

102. Pute-Brokkoli-Fenchel-Brei

Zutaten für 1 Portion:

- 50 g Brokkoli
- 50 g Fenchel
- 30 g Putenschnitzel
- 25 g Reis
- 60 ml Wasser
- 3 EL Fruchtsaft
- 1 EL Rapsöl

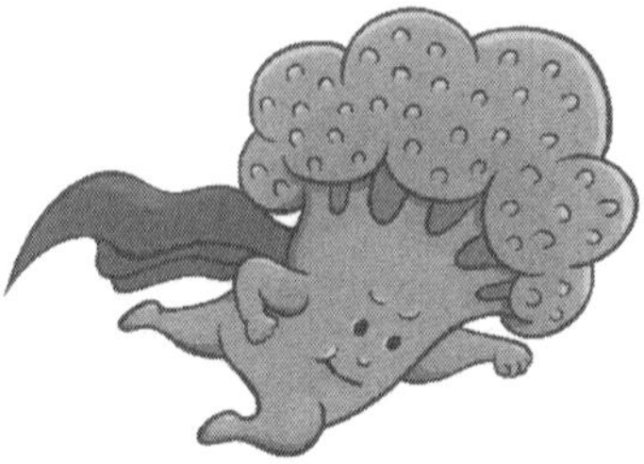

Zubereitungszeit: 25 Minuten

Zubereitung:

1. Den Reis nach der Anleitung auf der Verpackung kochen.
2. Das Gemüse ordentlich waschen und schneiden, genauso wie das Putenschnitzel.
3. Fleisch, Gemüse und Wasser in einem Topf aufkochen lassen und auf niedriger Stufe für 10 Minuten köcheln.
4. Den gekochten Reis zu dem Topfinhalt hinzugeben. Alles noch mal 5 Minuten köcheln lassen.
5. Den Topf von der Platte nehmen und den Apfelsaft sowie das Öl unterrühren. Zuletzt alles pürieren.
6. Gegebenenfalls noch Wasser hinzufügen.

103. Bananenbrei mit Aprikose

Zutaten für 1 Portion:

- 2 Aprikosen
- ¼ Banane
- 20 g Haferflocken
- 100 ml Wasser
- 1 TL Rapsöl

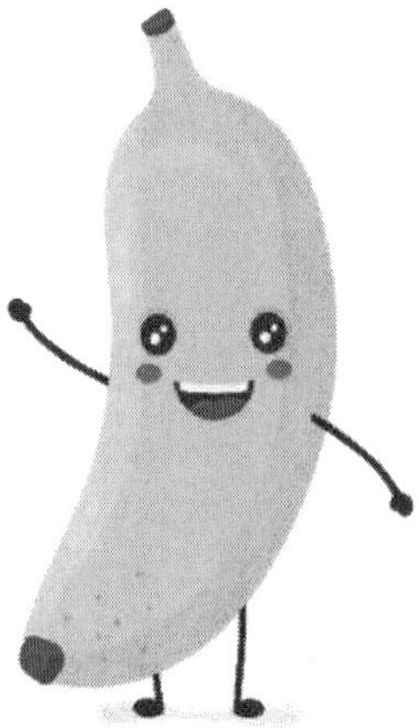

Zubereitungszeit: 20 Minuten

Zubereitung:

1. Die Aprikosen waschen, entkernen und klein schneiden.
2. Die geschnittenen Aprikosen mit Wasser in einen Topf geben und aufkochen, danach für 2 Minuten auf niedriger Stufe köcheln lassen.
3. Den Topf von der Herdplatte nehmen und Haferflocken hinzugeben. Diese dann für weitere 2 Minuten aufquellen lassen.
4. Die Banane schälen und klein teilen. Mit dem Rapsöl und den restlichen Zutaten vermischen, schließlich pürieren.

104. Reisflocken mit Heidelbeeren

Zutaten für 2 Portionen:

- 100 g Heidelbeeren
- 20 g Reisflocken
- 100 ml Wasser
- 1 TL Rapsöl

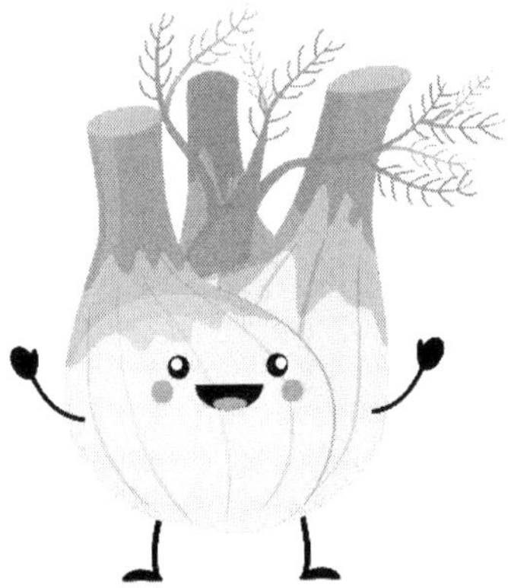

Zubereitungszeit: 10 Minuten

Zubereitung:

1. Die Reisflocken mit dem Wasser in einen Topf geben und aufkochen lassen.
2. Die Hitze reduzieren und die gewaschenen Heidelbeeren für 2 Minuten mitköcheln lassen.
3. Das Rapsöl unterrühren und alles pürieren.

105. Grieß mit Nektarinen

Zutaten für 2 Portionen:

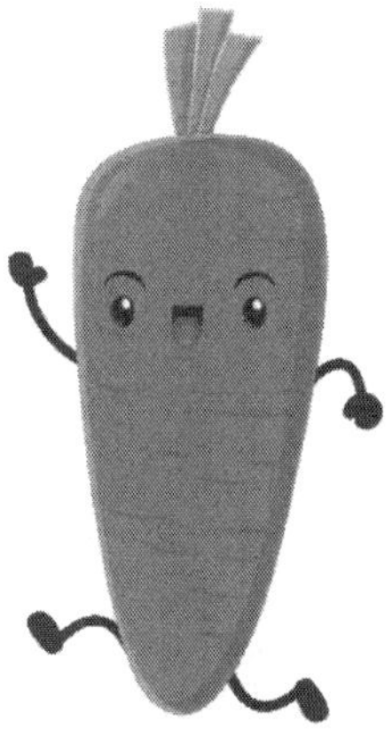

- 100 g Nektarinen
- 20 g Dinkelvollkorngrieß
- 100 ml Wasser
- 1 TL Rapsöl

Zubereitungszeit: 25 Minuten

Zubereitung:

1. Das Wasser in einem Topf zum Kochen bringen. Dann den Grieß unterrühren. Die Herdplatte kann nun ausgestellt werden, damit der Grieß für 2 Minuten quellen kann.
2. Anschließend die Nektarinen waschen und klein schneiden.
3. Die Nektarinenstücke und das Rapsöl zum Grießbrei hinzufügen und alle zu einem feinen Brei pürieren.

106. Couscous-Spinat-Brei

Zutaten für 2 Portionen:

- 30 g Couscous
- 200 g tiefgekühlter Spinat
- 200 ml Wasser
- 1 TL Pflanzenöl

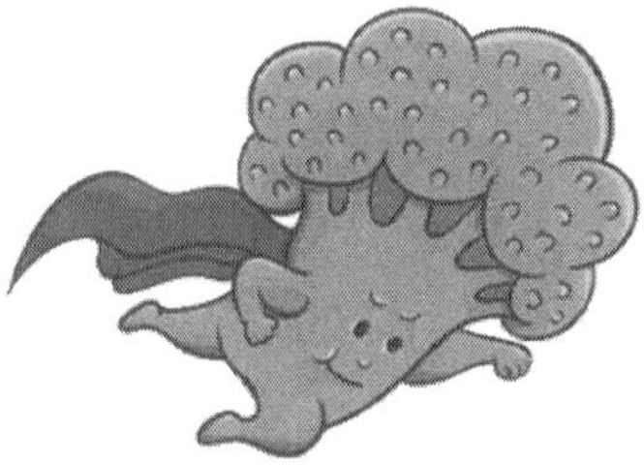

Zubereitungszeit: 10 Minuten

Zubereitung:

1. Um den tiefgefrorenen Spinat aufzutauen, diesen in einer Pfanne unter Zugabe von wenig Wasser erhitzen.
2. Den Couscous beifügen, sobald der Spinat gar ist, und Wasser hinzufügen.
3. Den Pfanneninhalt für 3 Minuten aufkochen und dann quellen lassen.
4. Pflanzenöl hinzufügen und alles glatt pürieren.

107. Süßkartoffelbrei mit Poulet-Filet

Zutaten für 1 Portion:

- 100 g Süßkartoffeln
- 20 g Poulet-Filet
- 1 kleines Stück geriebener Apfel
- 30 ml Wasser
- 1 TL Pflanzenöl

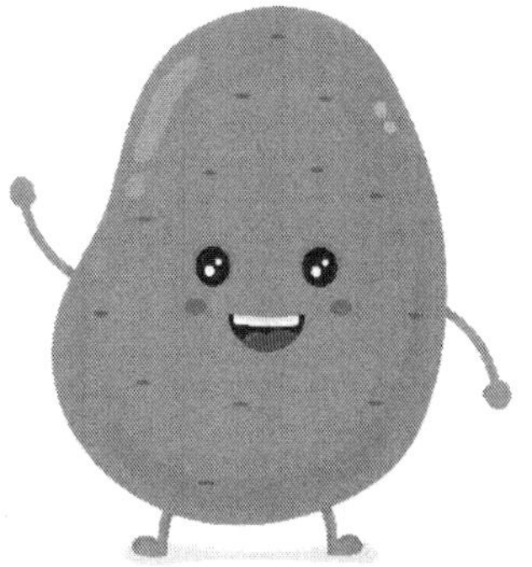

Zubereitungszeit: 45 Minuten

Zubereitung:

1. Die Süßkartoffel schälen und in kleine Würfel schneiden. Ebenso das Poulet-Filet klein schneiden.
2. Die Kartoffel und das Fleisch zusammen in einem Topf auf kleiner Hitze für 30 Minuten weich dämpfen.
3. Sobald alles gegart ist, zu einem glatten Brei pürieren.
4. Kurz vor dem Verzehr noch Pflanzenöl und geriebenen Apfel untermischen.

108. Apfelbrei mit Mango und Himbeere

Zutaten für 4 Portionen:

- 300 g Mango
- 1 Apfel
- 25 g Himbeeren
- 100 ml Wasser
- 1 TL Pflanzenöl

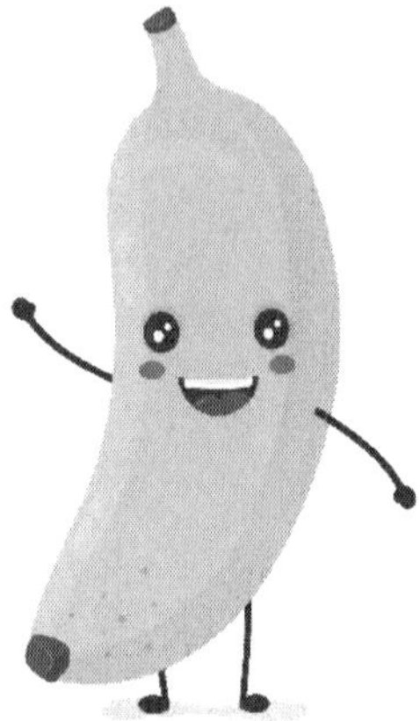

Zubereitungszeit: 15 Minuten

Zubereitung:

1. Mango und Apfel schälen und entkernen, in kleine Würfel schneiden.
2. Das geschnittene Obst in einen Topf mit etwas Wasser geben, sodass das Obst bedeckt ist. Kurz aufkochen und für 5 Minuten bei kleiner Stufe köcheln lassen.
3. Sobald alles weich ist, kann es püriert werden. Vor dem Verfüttern jeweils einen Teelöffel Rapsöl unterrühren.

109. Karottenbrei mit Kohlrabi

Zutaten für 1 Portion:

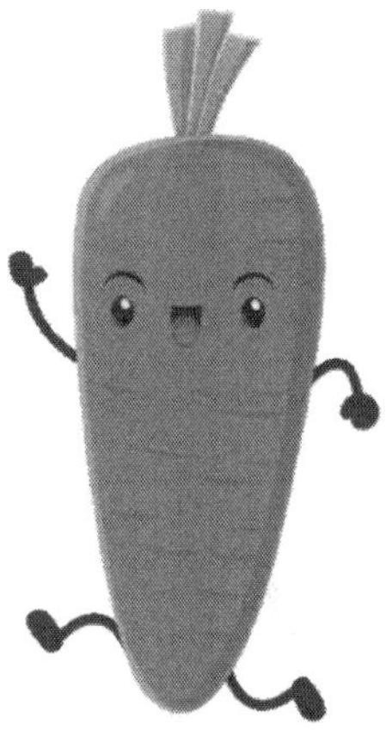

- 50 g Karotten
- 50 g Kohlrabi
- 50 g Kartoffeln
- 70 ml Wasser
- 10 g Dinkelflocken
- 1 EL Pflanzenöl
- 2 EL Apfelsaft

Zubereitungszeit: 25 Minuten

Zubereitung:

1. Das Gemüse waschen, schälen und klein schneiden. Mit Wasser in einen Topf geben und für 12 Minuten weich kochen.
2. Die Dinkelflocken für 2 Minuten im Topf quellen lassen.
3. Den Saft und das Pflanzenöl unterrühren und pürieren.

110. Kartoffelbrei mit Gemüse

Zutaten für 4 Portionen:

- 300 g Zucchini
- 300 g Pastinaken
- 150 g Kartoffeln
- 100 ml Wasser
- 4 TL Pflanzenöl

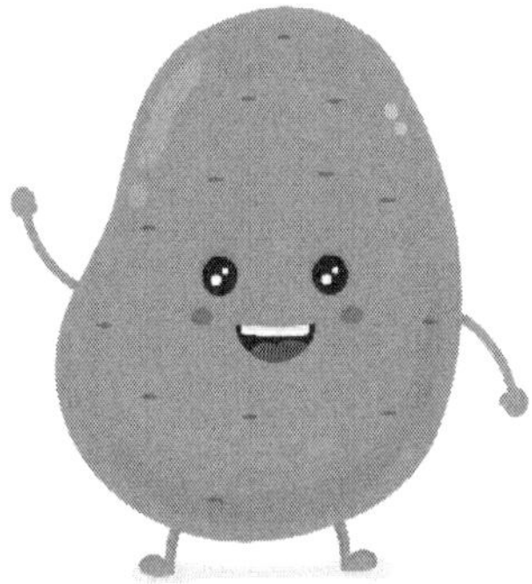

Zubereitungszeit: 45 Minuten

Zubereitung:

1. Die Zucchini, Pastinaken und Kartoffeln waschen, schälen und schneiden.
2. Um das Gemüse weichzukochen, die Pastinaken und Kartoffeln in einen Topf mit Wasser geben.
3. Den Topfinhalt aufkochen und bei niedriger Hitze für 10 Minuten köcheln lassen. Die Zucchini dazugeben und weitere 8 Minuten köcheln lassen.
4. Wenn alles weich ist, kann das Gemüse zu einem Brei püriert werden. Vor dem Verzehr jeweils einen Teelöffel Pflanzenöl untermischen.

111. Brei mit Schokolade

Zutaten für 3 Portionen:

- 1 Avocado
- 2 Bananen
- 1 EL Kakao ohne Zucker

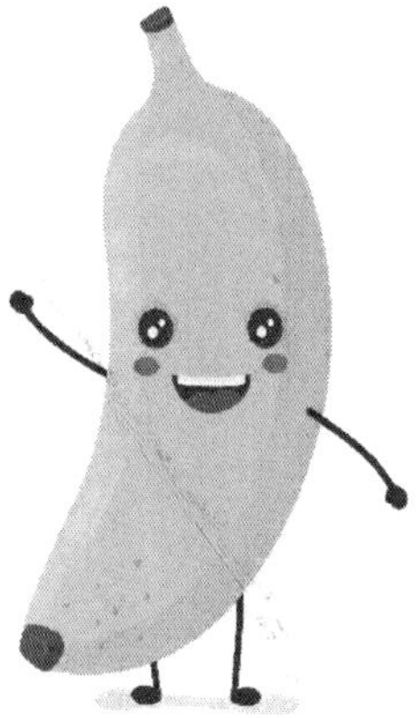

Zubereitungszeit: 10 Minuten

Zubereitung:

1. Die Avocado halbieren und das Fruchtfleisch herauslösen.
2. Die Bananen schälen und schneiden.
3. Anschließend alle Zutaten miteinander pürieren. Falls die Masse zu dickflüssig sein sollte, etwas Wasser hinzugeben.

Ab 9 Monaten

112. Kürbisbrei mit Linsen

Zutaten für 1 Portion:

- 100 g Kürbis
- 75 g Kartoffeln
- 20 g Linsen
- 80 ml Wasser
- 1 EL Pflanzenöl
- 2 EL Orangensaft

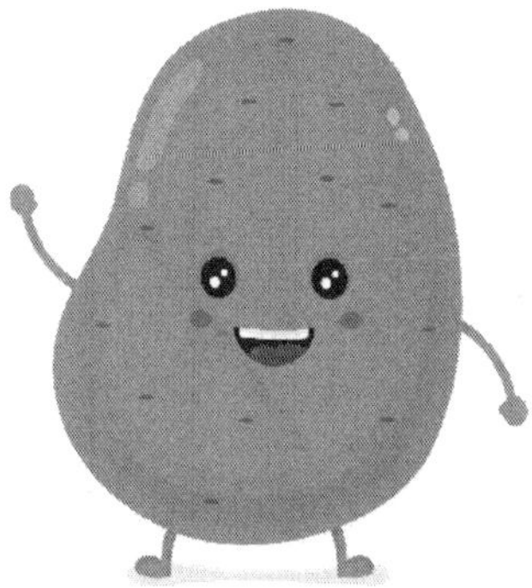

Zubereitungszeit: 30 Minuten

Zubereitung:

4. Die Linsen gründlich waschen und mit Wasser in einen Topf geben. Den Topfinhalt aufkochen lassen und dann 5 Minuten auf niedriger Flamme köcheln lassen.
5. Den Kürbis und die Kartoffel waschen, schälen und in kleine Würfel teilen.
6. Das Gemüse zu den Linsen n den Topf geben, 15 Minuten köcheln lassen.
7. Sobald alles weich ist, den Apfelsaft und das Rapsöl hinzugeben. Dann alles zu einem glatten Brei pürieren.

113. Zucchinibrei mit Kichererbsen

Zutaten für 1 Portion:

- 100 g Zucchini
- 50 g Kartoffeln
- 2 EL gekochte Kichererbsen
- 60 ml Wasser
- 1 EL Pflanzenöl
- 2 EL Apfelsaft

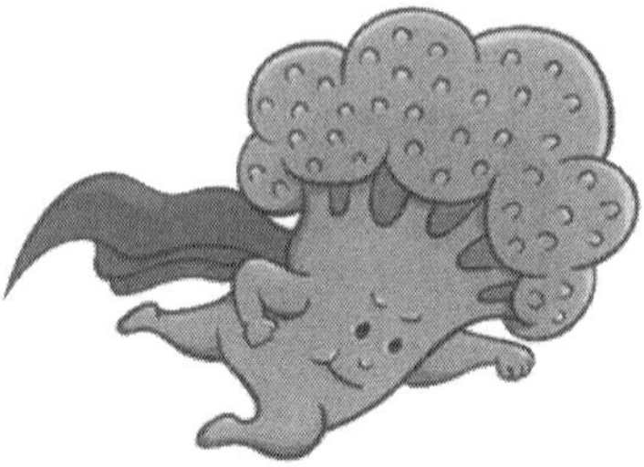

Zubereitungszeit: 25 Minuten

Zubereitung:

1. Die Zucchini unter fließendem Wasser sorgfältig waschen und in kleine Stücke teilen. Die Kartoffel waschen, schälen und schneiden.
2. Das Gemüse in einen Topf mit Wasser geben und für 8 Minuten köcheln lassen. Die Kichererbsen hinzufügen und weitere 5 Minuten köcheln lassen.
3. Vor dem Pürieren den Apfelsaft und das Öl hinzugeben. Falls der Brei zu fest sein sollte, noch ein wenig Wasser hinzugeben.

114. Obstbrei aus Pfirsich und Erdbeeren

Zutaten für 1 Portion:

- 50 g Pfirsich
- 50 g Erdbeeren
- 20 g Vollkorngrieß
- 100 ml Wasser
- 1 TL Pflanzenöl

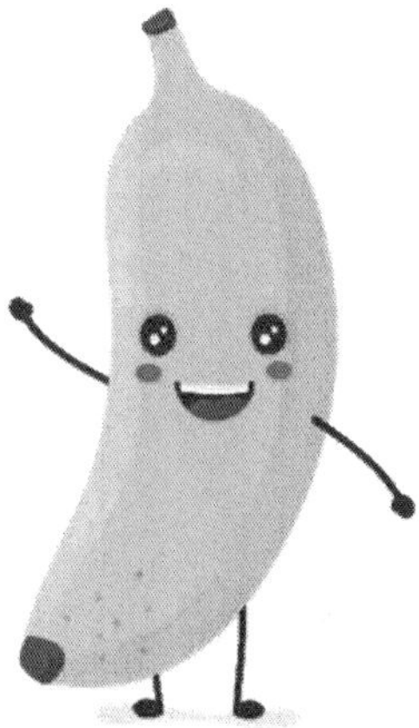

Zubereitungszeit: 15 Minuten

Zubereitung:

1. Das Wasser in einem Topf zum Kochen bringen. Den Grieß unterrühren. Die Herdplatte kann nun ausgestellt werden, damit der Grieß für 2 Minuten quellen kann.
2. Pfirsich und Erdbeeren gründlich waschen und schneiden, unter den Grießbrei heben.
3. Rapsöl unterrühren und zu einem feinen Brei pürieren. Um eine weichere Konsistenz zu bekommen, noch Wasser in kleinem Maß hinzugießen.

115. Nudeln mit Möhren-Hackfleisch-Brei

Zutaten für 1 Portion:

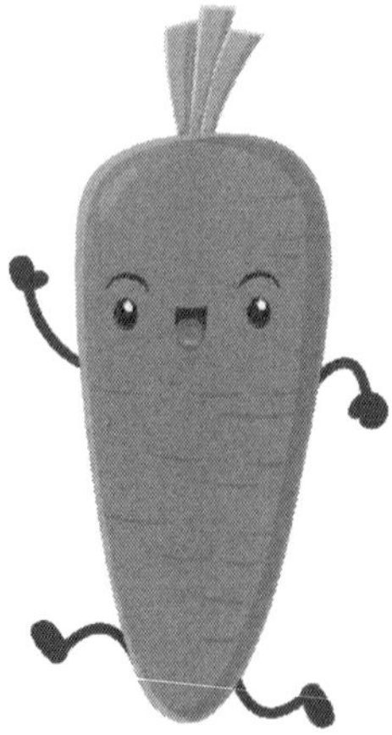

- 30 g Hackfleisch
- 100 g Möhren
- 3 EL Fruchtsaft
- 1 EL Rapsöl
- 50 ml Wasser
- 25 g Vollkornnudeln

Zubereitungszeit: 25 Minuten

Zubereitung:

1. Die Nudeln nach Angaben auf der Verpackung kochen. Die Karotten waschen, schälen und in schmale Scheiben schneiden.
2. Öl und Hackfleisch in einen Topf geben und dünsten lassen.
3. Die Karotten in den Topf mit etwas Wasser geben und für 10 Minuten auf niedriger Stufe weich kochen lassen. Anschließend die Nudeln dazugeben und weitere 5 Minuten köcheln lassen.
4. Den Fruchtsaft dazugeben und alles pürieren. Falls der Brei eine zu feste Konsistenz hat, noch etwas Wasser dazugeben.

116. Bologneser-Brei

Zutaten für 5 Portionen:

- 100 g Hackfleisch
- 250 g Zucchini
- 250 g Karotten
- 20 g Butter
- 5 EL Rapsöl
- 50 ml passierte Tomaten
- 100 ml Karottensaft
- 125 g Spaghetti
- Wasser

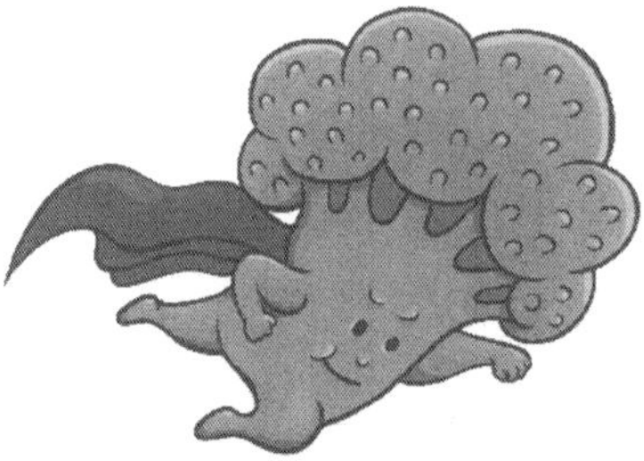

Zubereitungszeit: 30 Minuten

Zubereitung:

1. Karotten und Zucchini schälen und in Würfel teilen.
2. Die Butter in einem Topf schmelzen und auf niedriger Stufe darin das Gemüse und Hackfleisch für etwa 5 Minuten andünsten.
3. Tomaten, Karottensaft und Spaghetti dazugeben und für 10 Minuten kochen lassen.
4. Anschließend die Zutaten fein pürieren und vor dem Verzehr jeweils einen Esslöffel Rapsöl unterrühren.

117. Bananenbrei mit Himbeeren

Zutaten für 1 Portion:

- 50 g Banane
- 50 g Himbeere
- 20 g Vollkornhaferflocken
- 100 ml Wasser
- 1 TL Pflanzenöl

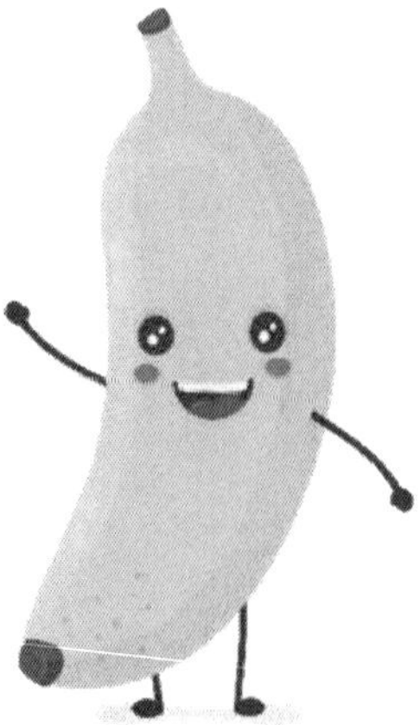

Zubereitungszeit: 15 Minuten

Zubereitung:

1. Wasser in einem Topf aufkochen lassen und die Haferflocken hinzugeben. Bei niedriger Temperatur für 2 Minuten quellen lassen.
2. Banane schälen und klein schneiden. Die Himbeeren waschen.
3. Das Obst und das Pflanzenöl zu den Haferflocken mischen und zu Brei pürieren.

118. Fruchtjogurt-Brei

Zutaten für 3 Portionen:

- 50 g ungesüßtes Fruchtmark
- 50 g geeignetes Saisonobst
- 50 g Naturjogurt
- 4 EL Amarant

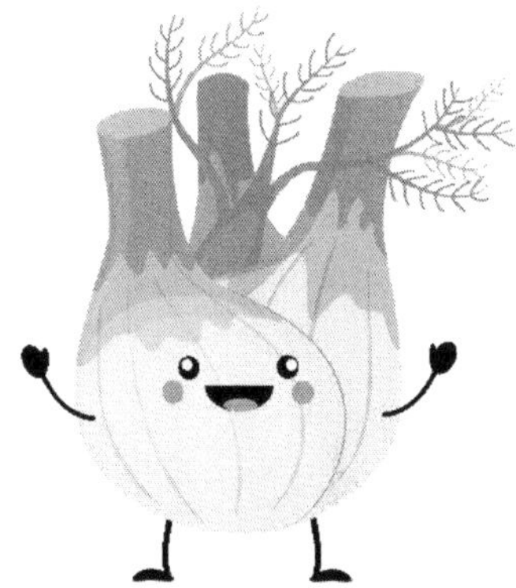

Zubereitungszeit: 25 Minuten

Zubereitung:

1. Das ungesüßte Fruchtmark, den Jogurt und den Amarant vermischen. Dies sollte nun für einige Minuten durchziehen.
2. Währenddessen das gewählte Obst vorbereiten und pürieren.
3. Das Ganze nochmals gut miteinander verrühren und servieren.

119. Mittagsbrei mit Erbsen

Zutaten für 1 Portion:

- 100 g tiefgekühlte Erbsen
- 50 g Kartoffeln
- 10 g Hirseflocken
- 3 EL Fruchtsaft
- 1 EL Pflanzenöl
- Wasser

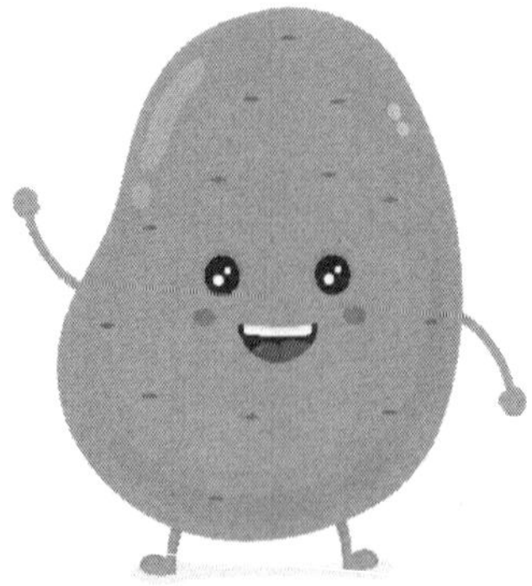

Zubereitungszeit: 20 Minuten

Zubereitung:

1. Die Kartoffeln schälen und in Würfel schneiden, zusammen mit den tiefgekühlten Erbsen in einem Topf mit Wasser für etwa 10 Minuten leicht kochen.
2. Die Hirseflocken zum Topfinhalt hinzugeben und bei ausgeschalteter Herdplatte für einige Minuten ziehen lassen.
3. Alles etwas abkühlen lassen. Dann Saft und Öl hinzugeben und fein pürieren.
4. Falls die Erbsen nicht ganz püriert werden können und zu große Stücke vorhanden sind, kann der Brei gesiebt werden.

120. Zimt-Kirsch-Dessertbrei

Zutaten für 1 Portion:

- 50 g frische Kirschen
- 1 EL Milch
- 1 EL Hirseflocken
- 2 EL Jogurt
- 1 TL gemahlene Mandeln
- ½ TL Zimt

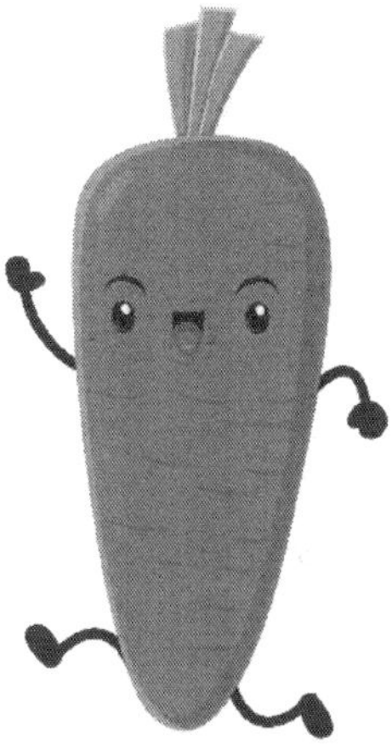

Zubereitungszeit: 20 Minuten

Zubereitung:

1. Die Kirschen gründlich waschen, Stiele entfernen, entsteinen.
2. Die Hirseflocken in der Milch in einem Topf quellen lassen unter mittlerer Hitze. Gelegentlich umrühren.
3. Danach die gemahlenen Mandeln und den Zimt hinzugeben.
4. Anschließend alle Zutaten zu einem Brei pürieren.

121. Waffeln

Zutaten für 3 Portionen:

- 125 g Butter
- 125 g Mehl
- 125 g Weizengrieß
- 3 Eier
- ½ Päckchen Backpulver
- 2 Bananen
- 250 ml Milch
- Mark einer halben Vanilleschote
- Wasser

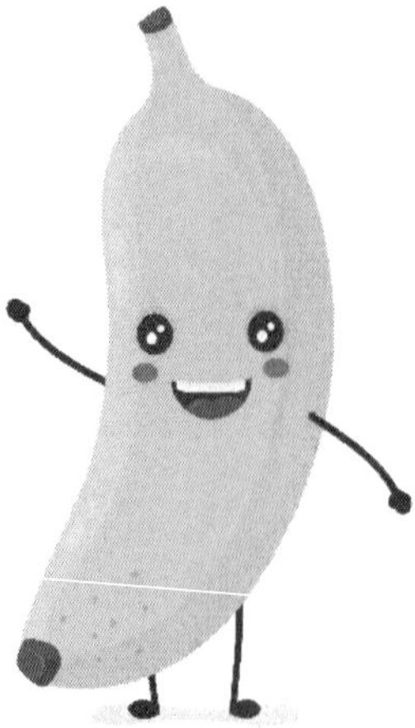

Zubereitungszeit: 50 Minuten

Zubereitung:

1. Die Bananen schälen und zu Brei zerdrücken.
2. Alle Zutaten in einer großen Schüssel mischen und mit einem Mixer den Waffelteig so lange verrühren, bis keine Klümpchen mehr vorhanden sind.
3. Den Teig für 25 Minuten ruhen lassen.
4. Waffeleisen mit Pflanzenöl oder Butter einfetten, die Waffeln ausbacken,

122. Dinkelstangen

Zutaten für 10 Portionen:

- 100 g Dinkelvollkornmehl
- 50 g Mineralwasser
- 1 EL Olivenöl

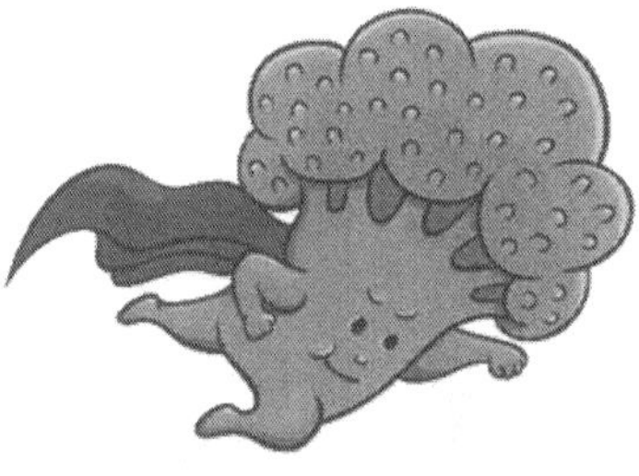

Zubereitungszeit: 30 Minuten

Zubereitung:

1. Alle Zutaten zu einem Teig in einer Schüssel verarbeiten. Wenn es geschmacklich zusagt, können noch gehackte Kräuter oder Kümmel in den Teig eingearbeitet werden.
2. Den Ofen bei 180 Grad Ober- und Unterhitze vorheizen.
3. Aus dem Teig Stangen formen und auf ein mit Backpapier belegtes Blech legen.
4. Die Dinkelstangen für 20 Minuten im Ofen lassen.

123. Bananenbrot ohne Zucker

Zutaten für 1 Portion:

- 3 Bananen
- 275 g Vollkornmehl
- 1 Packung Backpulver
- 60 ml Speiseöl
- 1 Ei
- 2 EL Milch

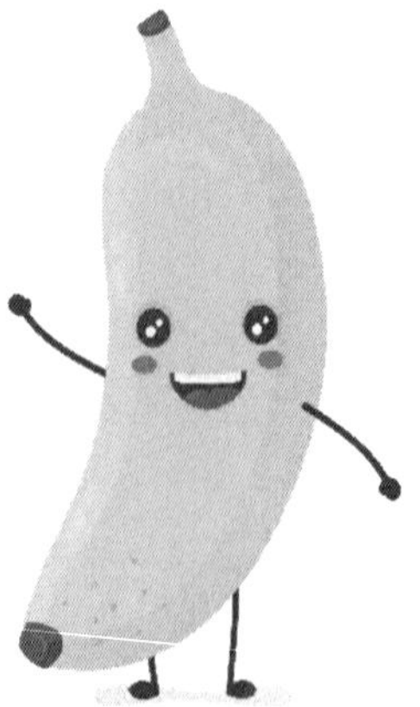

Zubereitungszeit: 70 Minuten

Zubereitung:

1. Die Banane schälen und zerdrücken. Danach alle Zutaten in einer Schüssel gut verrühren.
2. Den Teig in eine eingefettete Backform geben.
3. Bei 180 Grad Ober- und Unterhitze für 60 Minuten backen. Vor dem Herausnehmen mit einem Stäbchen prüfen, ob das Bananenbrot fertig ist.

124. Apfel-Porridge

<u>**Zutaten für 1 Portion:**</u>

- 200 ml Milch
- 3 EL Haferflocken
- 1 Apfel

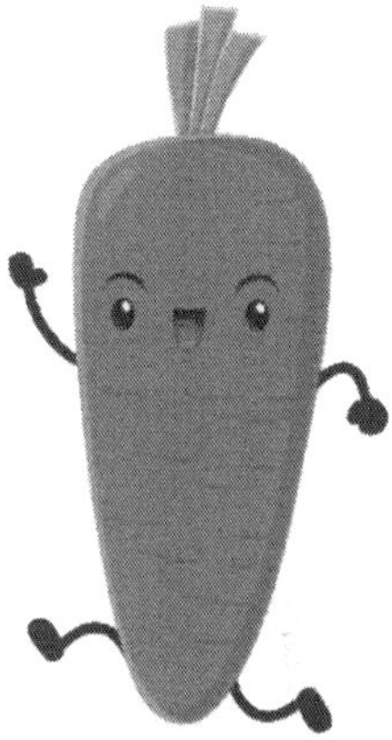

Zubereitungszeit: 15 Minuten

<u>**Zubereitung:**</u>

1. Die Milch mit Haferflocken in einem Topf langsam zum Kochen bringen. Dabei sollte gelegentlich umgerührt werden. Anschließend den Brei quellen lassen.
2. Den Apfel schälen und schneiden. Die Apfelstücke in den Topf hineinreiben.
3. Schließlich das fertige Porridge in eine Schale geben.

125. Porridge mit Erdbeeren und Bananen

Zutaten für 1 Portion:

- 125 g Erdbeeren
- 20 g Haferflocken
- 1 Banane
- 200 ml Vollmilch
- 1 EL Pflanzenöl

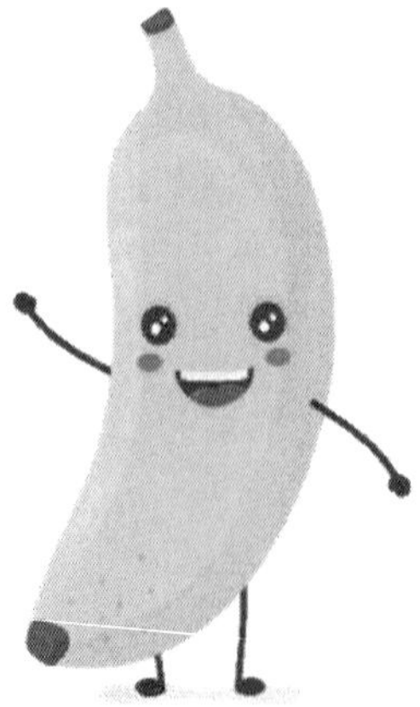

Zubereitungszeit: 20 Minuten

Zubereitung:

1. Die Banane schälen und in kleine Stücke schneiden. Die Erdbeeren klein schneiden.
2. Die geschnittenen Obststücke mit ein wenig Wasser pürieren.
3. In einem Topf die Haferflocken mit der Milch erhitzen und kochen lassen, bis sich eine breiige Masse ergibt.
4. Sobald alles gegart ist, zu einem glatten Brei pürieren.
5. Den Haferbrei mit der Obstmasse vermischen und das Pflanzenöl hinzugeben.

126. Bunte Zwischenmahlzeit

Zutaten für 2 Portionen:

- 160 g Erdbeeren
- 160 g Mango
- 1 Avocado

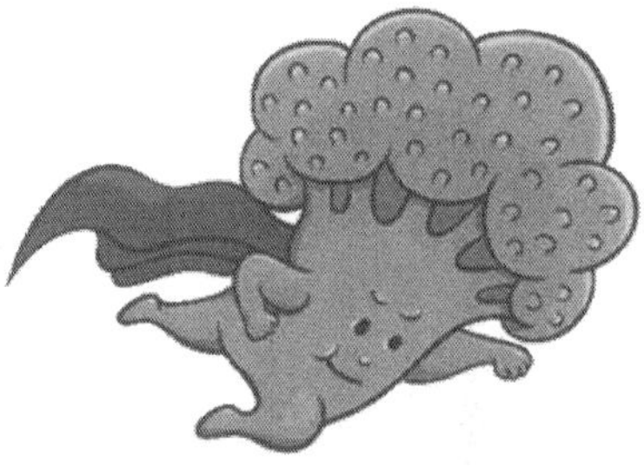

Zubereitungszeit: 20 Minuten

Zubereitung:

1. Die Mango schälen und den Kern herauslösen, danach in Würfel schneiden. Anschließend die Avocado halbieren, entkernen und das Fruchtfleisch in kleine Stücke teilen.
2. Die Erdbeeren waschen, den Stunk entfernen, in kleine Teile schneiden.
3. Mango, Erdbeeren und Avocado zu einem feinen Brei pürieren.

127. Blumenkohl-Rote-Bete-Brei

Zutaten für 1 Portion:

- 80 g Blumenkohl
- 40 g Rote Bete
- 60 g Kartoffeln
- 2 EL Apfelsaft
- 1 EL Pflanzenöl
- Wasser

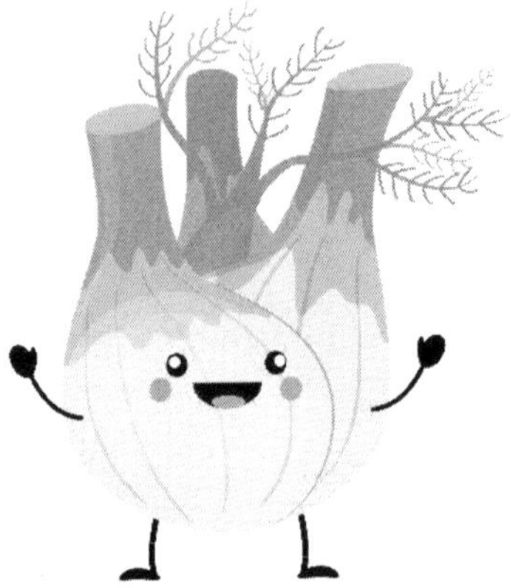

Zubereitungszeit: 60 Minuten

Zubereitung:

1. Die Rote Bete mit der Schale in einem Topf mit etwas Wasser bei geringer Hitze für ungefähr 40 Minuten kochen.
2. Währenddessen den Blumenkohl waschen und in Stücke teilen. Die Kartoffeln schälen und würfeln. Beides zusammen für 15 Minuten dünsten.
3. Wenn die Rote Bete gar ist, schälen und in kleine Stücke teilen.
4. Das Gemüse unter der Zugabe von Apfelsaft und Pflanzenöl zu einem homogenen Brei pürieren.

128. Nachmittagsbrei mit Fischfilet

Zutaten für 5 Portionen:

- 225 g Fischfilet nach Wahl
- 40 g geriebener Cheddar
- 125 ml frisch gepresster Orangensaft
- 15 g Butter
- 25 g Cornflakes
- 1 EL Petersilie

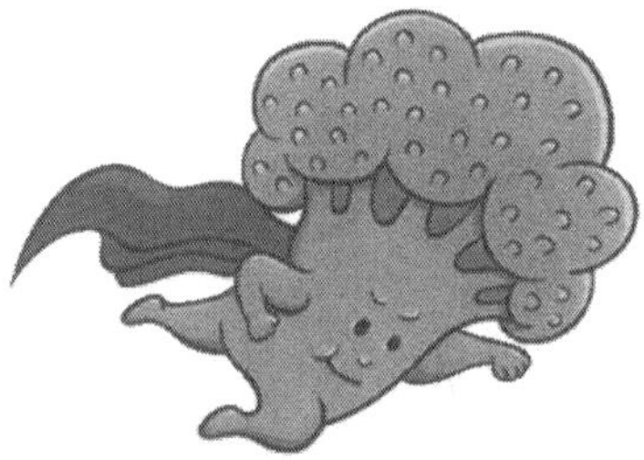

Zubereitungszeit: 40 Minuten

Zubereitung:

1. Die Cornflakes in einer Schüssel in feine Teile zerdrücken.
2. Nun die Petersilie in kleine Teile hacken.
3. Das Fischfilet gegebenenfalls auftauen, in eine Auflaufform legen. Über den Fisch Cornflakes. Orangensaft, fein gehackte Petersilie und geriebenen Cheddar verteilen.
4. Die klein geschnittene Butter auf das Fischfilet geben.
5. Mit Alufolie abdecken und für 20 Minuten im Backofen bei 180 Grad Ober- und Unterhitze garen.
6. Den Fisch für eine Weile abkühlen lassen und beim Kleinschneiden auf restliche Gräten achten.
7. Schließlich den Inhalt der Auflaufform pürieren.

129. Kartoffelbrei mit Pute und Rosenkohl

Zutaten für 1 Portion:

- 100 g Rosenkohl
- 50 g Kartoffeln
- 3 EL Apfelsaft
- 30 g Putenbrustfilet
- 1 EL Pflanzenöl

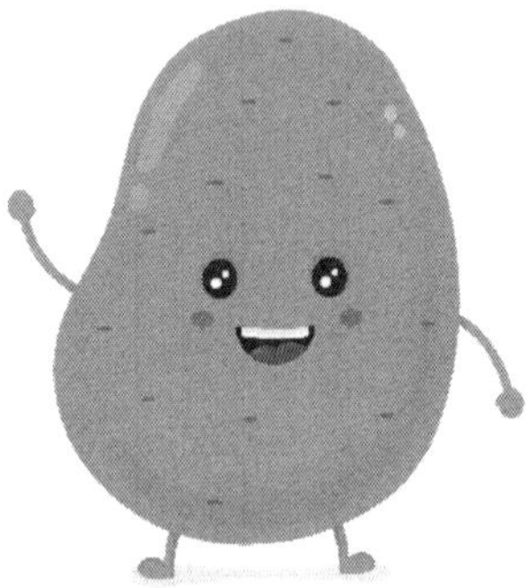

Zubereitungszeit: 20 Minuten

Zubereitung:

1. Den Rosenkohl sorgfältig waschen und halbieren. Die Kartoffeln und Karotten waschen, schälen und in kleine Würfel schneiden.
2. Das Putenbrustfilet waschen und mit Tüchern trocken tupfen. In kleine Teile schneiden.
3. In einem Topf das Gemüse, Fleisch und 50 ml Wasser bei niedriger Stufe mit geschlossenem Deckel für 12 Minuten köcheln lassen.
4. Den Topfinhalt mit Apfelsaft und Pflanzenöl zu einem glatten Brei pürieren.

130. Papaya-Brei

Zutaten für 1 Portion:

- 100 ml Wasser
- 20 g Hirseflocken
- 100 g Papaya-Fruchtfleisch
- 1 TL Rapsöl

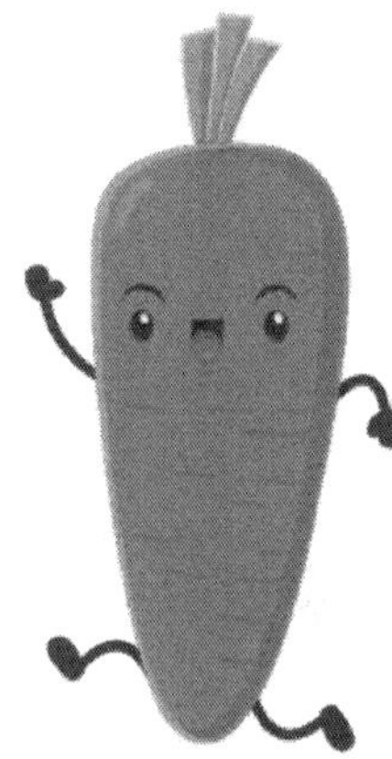

Zubereitungszeit: 10 Minuten

Zubereitung:

1. Die Hirseflocken mit Wasser in einem Topf geben und aufkochen lassen.
2. Die Herdplatte ausstellen, aber noch einige Minuten köcheln lassen.
3. In der Zeit die Papaya schälen und die Kerne entfernen. Das Fruchtfleisch in kleine Stücke schneiden.
4. Die Fruchtstücke mit dem Hirsebrei und Rapsöl pürieren.

131. Erdbeer-Melonen-Brei

Zutaten für 1 Portion:

- 50 ml Wasser
- 60 g Honigmelonen
- 40 g Erdbeeren
- 1,5 Zwieback
- 1 TL Rapsöl

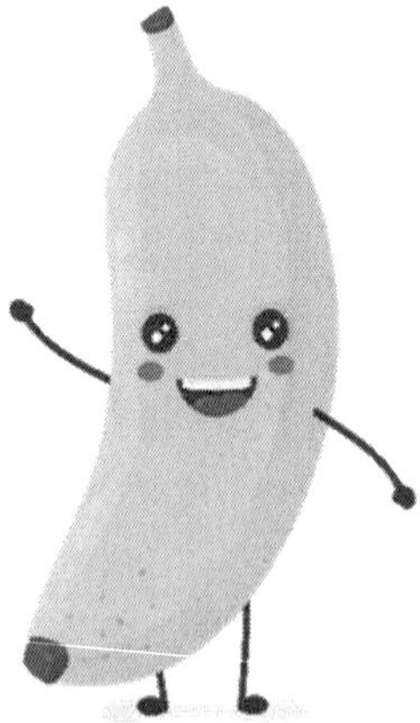

Zubereitungszeit: 10 Minuten

Zubereitung:

1. Die Honigmelone von der Schale befreien und das Fruchtfleisch klein schneiden. Die Erdbeeren waschen und ebenso klein schneiden.
2. Das Obst pürieren. Den Zwieback in kleine Stücke teilen und in Wasser einweichen.
3. Das Obstpüree, den Zwieback und das Rapsöl miteinander vermischen.

Ab 10 Monaten

132. Frühstücksbrei

Zutaten für 1 Portion:

- 2 EL Babymüsli
- 2 EL Naturjogurt
- 2 EL Apfelmus

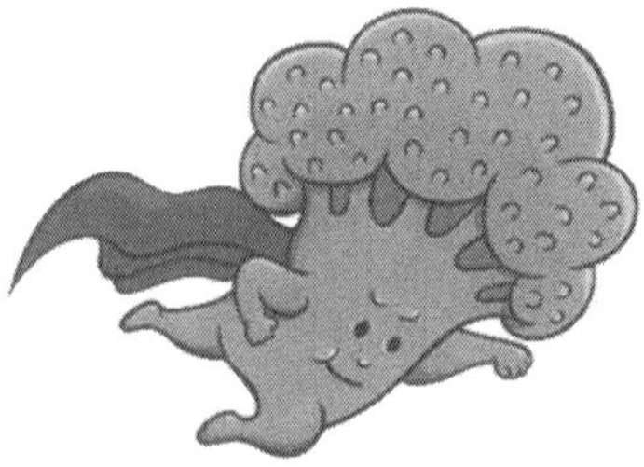

Zubereitungszeit: 10 Minuten

Zubereitung:

1. Alle Zutaten miteinander verrühren und einige Minuten aufquellen lassen.
2. Falls es nötig ist, kann nochmal alles püriert werden.

133. Getreidebrei mit Milch

Zutaten für 1 Portion:

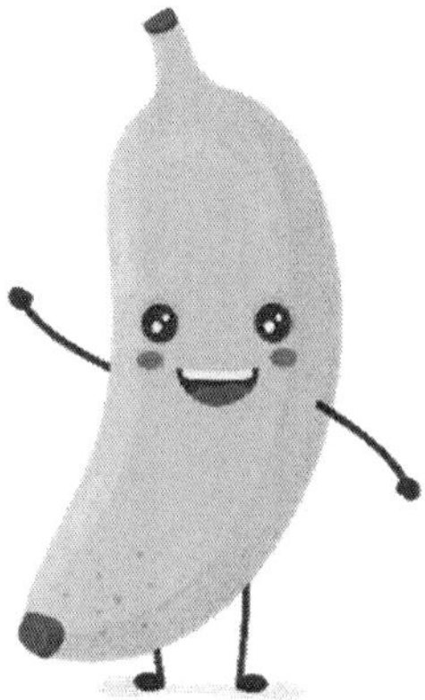

- 200 ml Vollmilch
- 3 EL Obstsaft
- 20 g Haferflocken

Zubereitungszeit: 15 Minuten

Zubereitung:

1. Milch und Haferflocken zusammen in einen Topf geben und aufkochen.
2. Danach unter ständigem Rühren bei niedriger Hitze wenige Minuten köcheln.
3. Den Obstsaft hinzugeben.

134. Vegetarischer Brei mit Hirse

Zutaten für 1 Portion:

- 10 g Hirseflocken
- 50 g Kartoffeln
- 70 g Karotten
- 30 g Pastinaken
- 3 EL Apfelsaft
- 1 EL Pflanzenöl

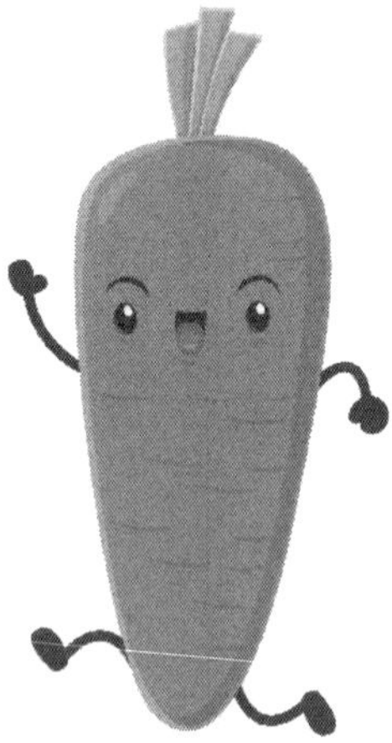

Zubereitungszeit: 20 Minuten

Zubereitung:

1. Das Gemüse waschen, schälen und in feine Würfel schneiden.
2. Das geschnittene Gemüse in einen Topf mit ungefähr 70 ml Wasser geben und bei geschlossenem Deckel für 10 Minuten köcheln.
3. Die Hirseflocken unterrühren und 5 Minuten quellen lassen bei niedriger Stufe.
4. Zum Topfinhalt den Apfelsaft und das Pflanzenöl geben
5. Alles zusammen pürieren und zum Verzehren bereitstellen.

135. Mittagsbrei mit Hackfleisch

Zutaten für 5 Portionen:

- 500 g Süßkartoffeln
- 500 g Rinderhackfleisch
- 500 g Möhren
- 150 g Mais
- 1 Tomate
- ½ Zwiebel
- 1 TL Pflanzenöl
- Wasser

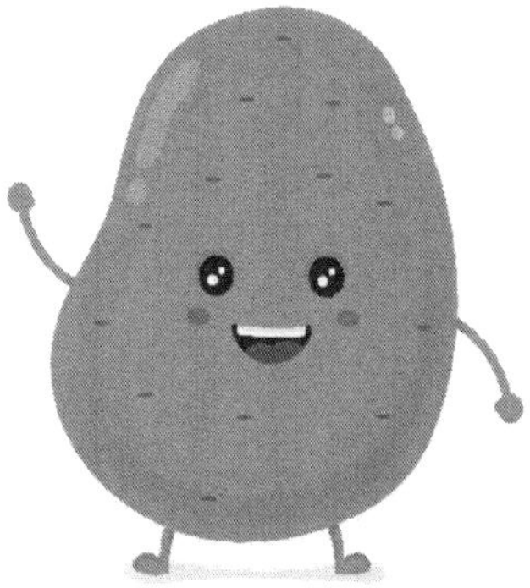

Zubereitungszeit: 60 Minuten

Zubereitung:

1. Die Süßkartoffeln und Möhren schälen und in kleine Stücke teilen. Das geschnittene Gemüse mit so viel Wasser in einen Topf geben, dass das Gemüse bedeckt ist. Für 20 bis 30 Minuten kochen, bis alles weich ist.
2. Nachdem die Zwiebeln klein geschnitten wurden, diese zusammen mit dem Hackfleisch in einer Pfanne mit Öl leicht anbraten.
3. Die Tomate in kleine Würfel schneiden und mit dem Mais hinzufügen. Alles so lange köcheln lassen, bis die Flüssigkeit verdampft ist.
4. Die Möhren und Süßkartoffeln unter Verwendung von etwas Wasser fein pürieren, bis die gewünschte Konsistenz erreicht wurde. Die Hackfleischmischung mit dem Gemüse dazugeben und nochmals pürieren.

136. Buchstabennudeln mit Kürbissoße

Zutaten für 3 Portionen:

- 100 g Kürbis
- 35 g Vollkornbuchstabennudeln
- 1 TL Frischkäse
- 3 EL Orangensaft
- 1 EL Pflanzenöl

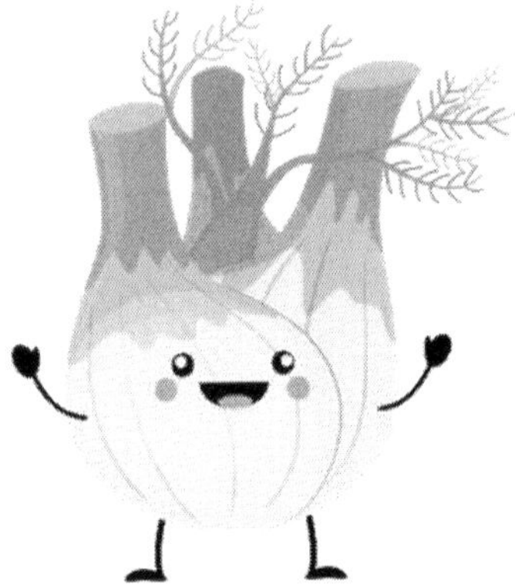

Zubereitungszeit: 25 Minuten

Zubereitung:

1. Die Buchstabennudeln nach der Anleitung auf der Verpackung kochen und durchsieben.
2. Den Kürbis waschen, schälen, entkernen und das Fruchtfleisch in kleine Würfel schneiden.
3. In einem Topf die Kürbisstücke für ungefähr 8 Minuten bei mittlerer Hitze köcheln lassen.
4. Sobald der Kürbis weich gekocht ist, kann er zusammen mit dem Orangensaft, Frischkäse und Öl püriert werden. Den Brei mit den Nudeln verrühren und servieren.

137. Brokkolibrei mit Ei

Zutaten für 3 Portionen:

- 100 g Brokkoli
- 50 g Kartoffeln
- 1/2 hart gekochtes Ei
- 3 EL Apfelsaft
- 1 EL Pflanzenöl

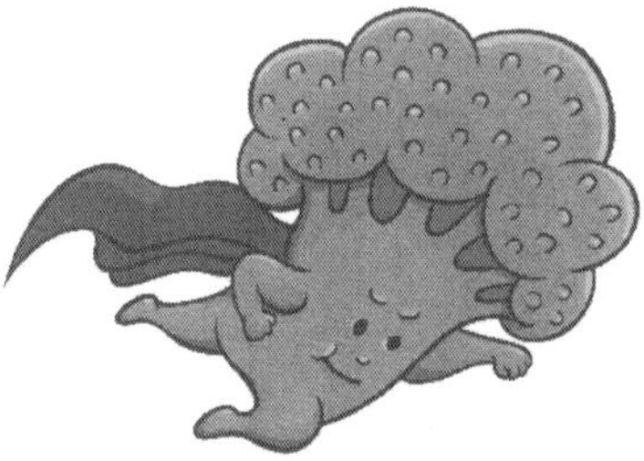

Zubereitungszeit: 20 Minuten

Zubereitung:

1. Brokkoli gründlich waschen und zerteilen. Die Kartoffeln waschen, schälen und in kleine Stücke schneiden.
2. Das Gemüse mit Wasser in einem Topf auf niedriger Stufe für ungefähr 12 Minuten weich kochen.
3. Die Hälfte eines weich gekochten Eies klein schneiden und zum Gemüse geben.
4. Öl und Apfelsaft zum Gemüse geben und alles zu einem glatten Brei pürieren.

138. Herzhafter Mittagsbrei

Zutaten für 3 Portionen:

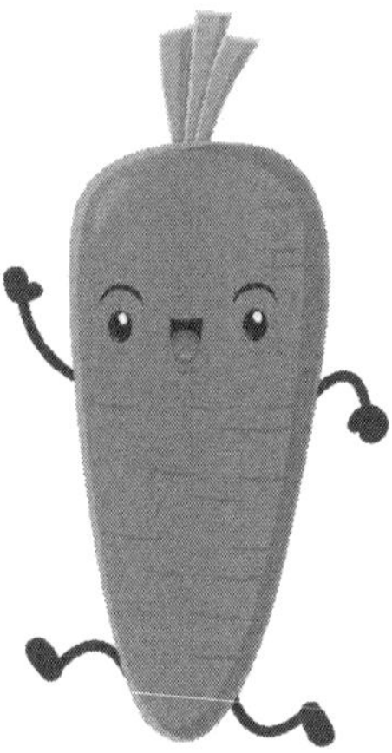

- 30 g Hackfleisch
- 70 g Zucchini
- 50 g passierte Tomaten
- 50 g gekochter Reis
- 1 EL Rapsöl

Zubereitungszeit: 40 Minuten

Zubereitung:

1. Das Hackfleisch mit den passierten Tomaten in einen Topf geben und für 5 Minuten auf mittlerer Hitze kochen lassen.
2. In der Zwischenzeit die Zucchini waschen und klein schneiden, zum Hackfleisch geben. Alles zusammen für weitere 8 Minuten kochen lassen.
3. Den gekochten Reis für 3 Minuten in dem Topf mitköcheln.
4. Den Topfinhalt pürieren und Öl unterrühren. Gegebenenfalls noch Wasser für eine cremigere Konsistenz unterrühren.

139. Brei aus Spargel und Rindfleisch

Zutaten für 2 Portionen:

- 50 g weißer Spargel
- 50 g Zucchini
- 50 g Kartoffeln
- 30 g mageres Rinderhackfleisch
- 1 EL Pflanzenöl
- 3 EL Apfelsaft

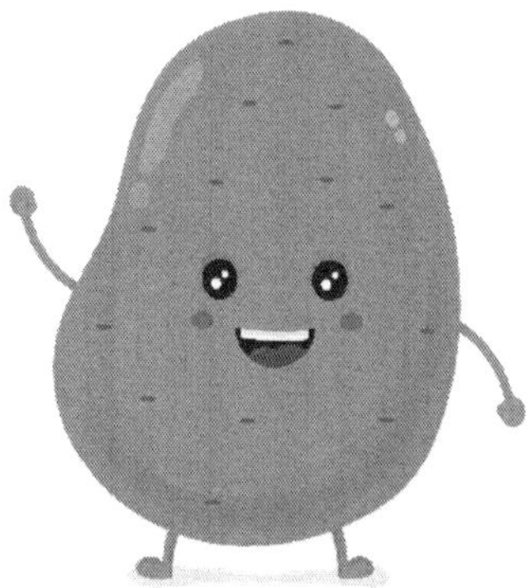

Zubereitungszeit: 45 Minuten

Zubereitung:

1. Die Kartoffel und den Spargel gründlich waschen und schälen, beim Spargel zusätzlich die Enden entfernen.
2. Die Kartoffel und das Fleisch zusammen in einem Topf mit etwas Wasser auf kleiner Hitze für 30 Minuten weich dämpfen. Alles in kleine Stücke schneiden.
3. Die Zucchini gründlich waschen, klein schneiden.
4. In einem Topf das Gemüse und Hackfleisch mit ein wenig Wasser für 12 Minuten auf mittlerer Hitze köcheln lassen.
5. Sobald alles gegart ist, zu einem feinen Brei pürieren unter der Zugabe von Apfelsaft und Öl.

140. Brei mit Couscous und Lamm

Zutaten für 3 Portionen:

- 100 g Kürbis
- 30 g Lammfilet
- 50 g gekochter Couscous
- 1 Pflaume
- 1 EL Pflanzenöl

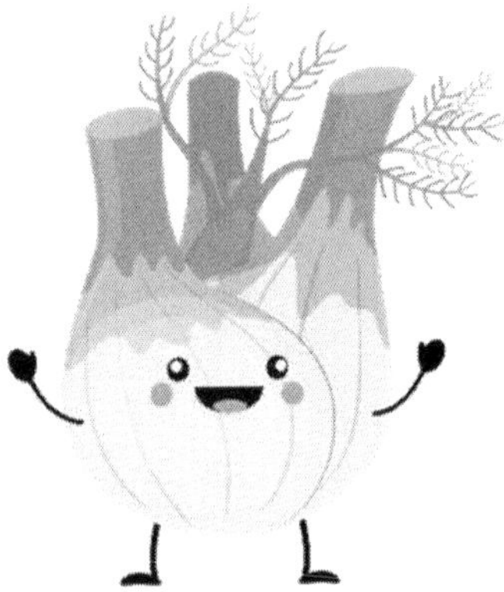

Zubereitungszeit: 40 Minuten

Zubereitung:

1. Den Kürbis waschen, schälen und das Fruchtfleisch in kleine Stücke schneiden.
2. Das Lammfilet waschen und mit einem Tuch trocken tupfen. Das Filet ebenfalls in kleine Stücke teilen.
3. In einem Topf das Fleisch und die Kürbisstücke mit 60 ml Wasser für 7 Minuten auf mittlerer Stufe köcheln lassen.
4. Währenddessen die Pflaume waschen, entsteinen und in kleine Stücke schneiden. In den Topf geben und 3 Minuten dünsten lassen.
5. Das Pflanzenöl beim Pürieren dazumischen und den Couscous unter den Brei heben.

141. Gurkensuppe

Zutaten für 2 Portionen:

- 1 Salatgurke
- 1 Stängel Petersilie
- 2 Esslöffel Jogurt

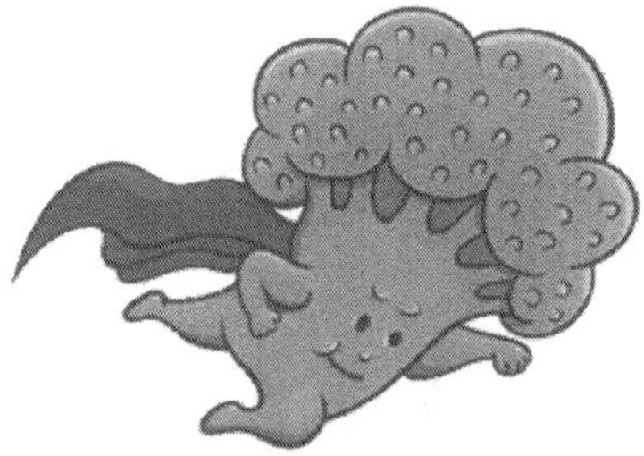

Zubereitungszeit: 20 Minuten

Zubereitung:

1. Die Gurke schälen und in kleine Teile schneiden. Die Petersilie fein hacken.
2. Die Gurkenstücke, fein gehackte Petersilie und Jogurt miteinander pürieren.

142. Hirsebrei mit Gemüse

Zutaten für 1 Portion:

- 100 g Süßkartoffeln
- 20 g Poulet-Filet
- 1 kleines Stück geriebener Apfel
- 30 ml Wasser
- 1 TL Pflanzenöl

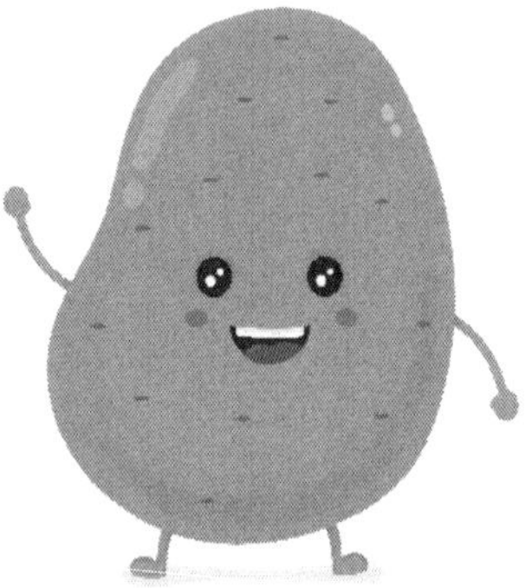

Zubereitungszeit: 20 Minuten

Zubereitung:

1. Die Kartoffeln und Zucchini schälen, in Stücke schneiden. Den Blumenkohl waschen und zerkleinern.
2. In einem Topf das Gemüse mit etwas Wasser für ungefähr 15 Minuten weich kochen.
3. Kurz vor dem Ende die Hirseflocken zum Topfinhalt geben und aufquellen lassen.
4. Sobald alles fertig gekocht ist, Saft und Butter unterrühren. Schließlich alles pürieren.

143. Haferbrei mit Nüssen

Zutaten für 1 Portion:

- 1 Apfel
- 25 g Haferflocken
- 1 TL Sahne
- 1 TL fein gemahlene Nüsse
- ½ TL Zitronensaft

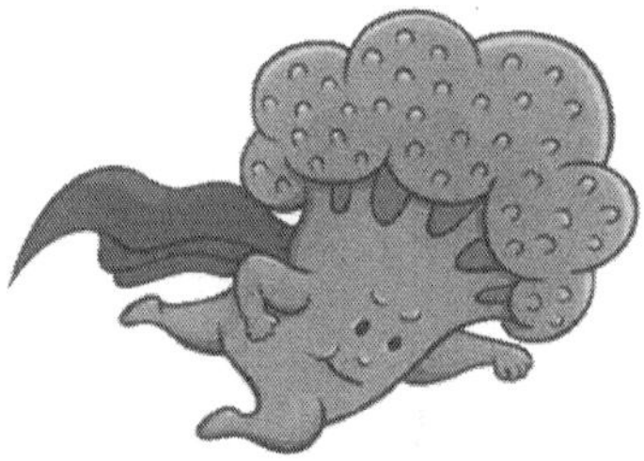

Zubereitungszeit: 20 Minuten

Zubereitung:

1. Die Haferflocken in warmem Wasser quellen lassen.
2. Den Apfel schälen, schneiden und zerreiben.
3. Schließlich alle Zutaten miteinander verrühren.

144. Hähnchenbrei mit Kokossoße

Zutaten für 1 Portion:

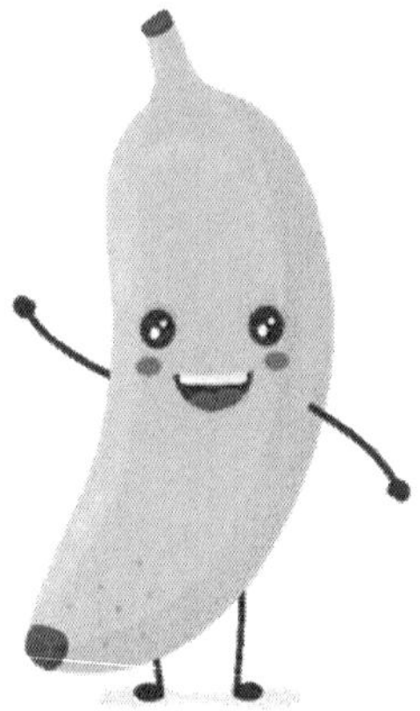

- 50 ml Kokosmilch
- 30 g Hähnchenbrust
- 1 kleine, reife Banane
- Wasser

Zubereitungszeit: 45 Minuten

Zubereitung:

1. Die Hühnerbrust ohne Haut in einem Wasserbad so dünsten, dass sie durchgart.
2. Die Banane schälen und in kleine Stücke schneiden.
3. Die gegarte Hühnerbrust, die Bananenstückchen und die Kokosmilch zu einem glatten Brei pürieren.

145. Möhren-Ei-Brei

Zutaten für 5 Portionen:

- 250 g Kartoffeln
- 500 g Möhren
- 500 ml Möhrensaft
- 50 g Hirseflocken
- 2 Eier
- 125 ml Orangensaft
- 7 EL Pflanzenöl

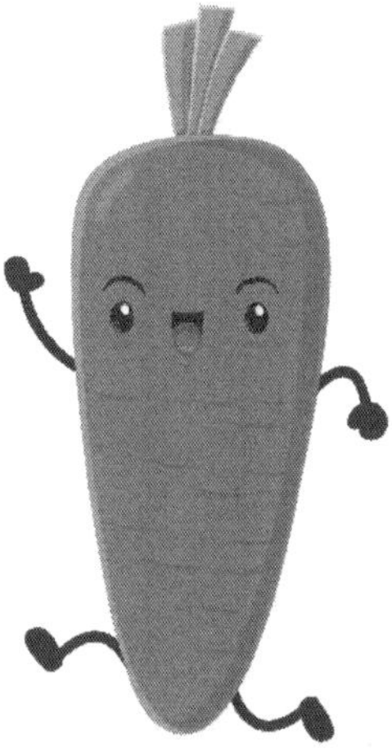

Zubereitungszeit: 30 Minuten

Zubereitung:

1. Die Kartoffeln und die Möhren waschen, schälen und klein schneiden. Beides für 20 Minuten im Möhrensaft kochen.
2. Die Hirseflocken untermischen. Alles für 3 Minuten köcheln lassen.
3. Währenddessen die Eier in eine Schale geben und miteinander verquirlen. Die Eiermasse in den Topf geben und unter gelegentlichem Umrühren aufkochen lassen.
4. Den Orangensaft und das Pflanzenöl hinzufügen und alles zu einem glatten Brei pürieren.

146. Haferbrei mit Gemüse

Zutaten für 1 Portion:

- 50 g Zucchini
- 2 EL Haferflocken
- 1 EL Mais
- 150 ml Milch
- 3 EL Wasser

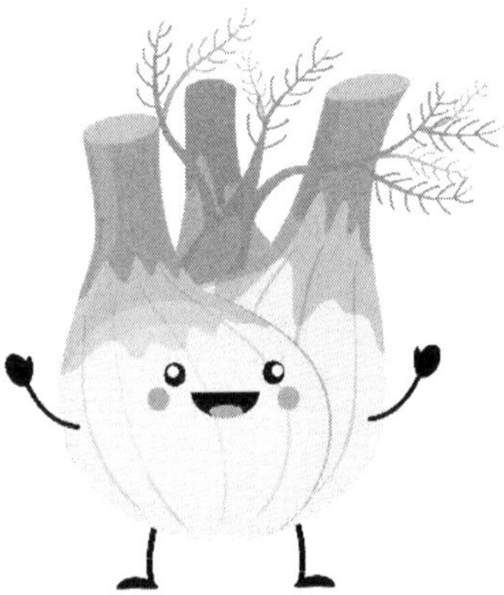

Zubereitungszeit: 25 Minuten

Zubereitung:

1. Die Zucchini gut waschen, schälen und in kleine Stücke teilen.
2. Die Zucchini und den Mais mit 3 EL Wasser in einem Topf für 8 Minuten dünsten.
3. Sobald alles weich gekocht ist, 150 ml Mich und Haferflocken einrühren. Den Topfinhalt aufkochen und für einige Minuten quellen lassen.
4. Zum Schluss zu einem feinen Brei pürieren.

147. Hühnerfrikassee

Zutaten für 4 Portionen:

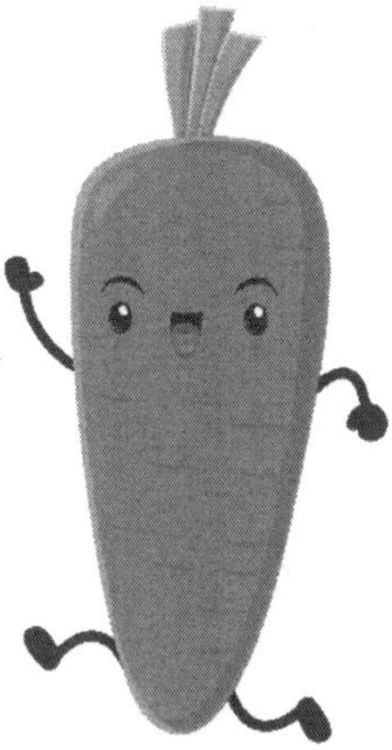

- 350 g Hühnerbrust
- 2 Möhren
- 250 g Sellerie
- 2 Stiele Petersilie
- 1 Tasse Erbsen
- 5 Champignons
- 3 Stangen Spargel
- 25 g Reisflocken
- 1,5 Liter Wasser
- 2 EL Pflanzenöl
- Zitrone

Zubereitungszeit: 125 Minuten

Zubereitung:

1. Die Möhren und die Champignons waschen und schälen, danach würfeln. Den Spargel und Sellerie putzen und in Stücke teilen.
2. Die Hühnerbrust im Ganzen in einen Topf mit Möhren und Sellerie geben. Das Wasser hinzugießen, darauf noch die klein gehackte Petersilie geben und alles für 90 Minuten auf niedriger Stufe köcheln lassen.
3. Nach dem Kochen das Gemüse entnehmen. Das Fleisch herausholen und in kleine Stücke schneiden Die schmackhafte Brühe, die beim Kochen entsteht, sollte auf 500 ml reduziert und in ein Gefäß gefüllt werden.
4. In einem Topf das Rapsöl erhitzen und die Reisflocken unter ständigem Rühren mit einem Schneebesen hinzugeben, Brühe hineingießen. Fleisch, Erbsen, Champignons und Spargel hinzugeben und 10 Minuten köcheln lassen. Anschließend alles pürieren.

148. Nudeln mit Carbonara-Sauce

Zutaten für 2 Portionen:

- 60 g Muschelnudeln
- 2 Scheiben Kochschinken
- 3 EL Crème fraîche
- 1 EL Petersilie
- 1 kleine Zucchini
- 1 EL Rapsöl
- Wasser

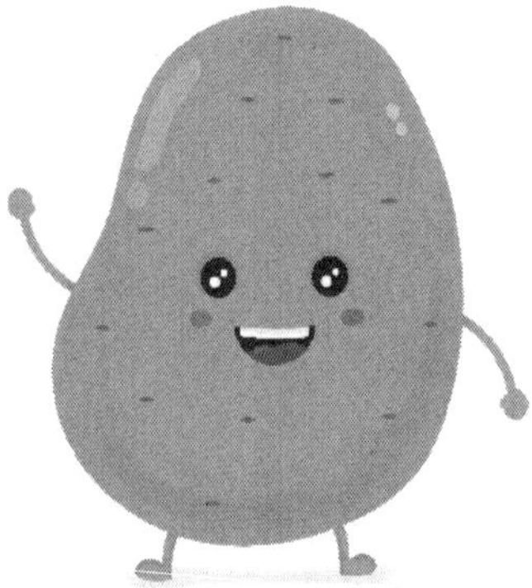

Zubereitungszeit: 25 Minuten

Zubereitung:

1. Die Zucchini waschen und in feine Würfel schneiden. In einem Topf mit Rapsöl leicht anschwitzen.
2. Eine halbe Tasse Wasser hinzugeben. Die Nudeln separat kochen.
3. Sobald die Zucchini weich gekocht ist, den gewürfelten Schinken in den Topf geben. Den Topf von der Herdplatte nehmen und Crème fraîche mit der klein gehackten Petersilie hinzufügen.
4. Nachdem die Nudeln abgegossen wurden, mit der Soße vermischen.

149. Nudeln mit Tomatensauce

Zutaten für 4 Portionen:

- 50 g Muschelnudeln
- 500 g Tomaten
- 20 g Tomatenmark
- 10 Blätter Basilikum

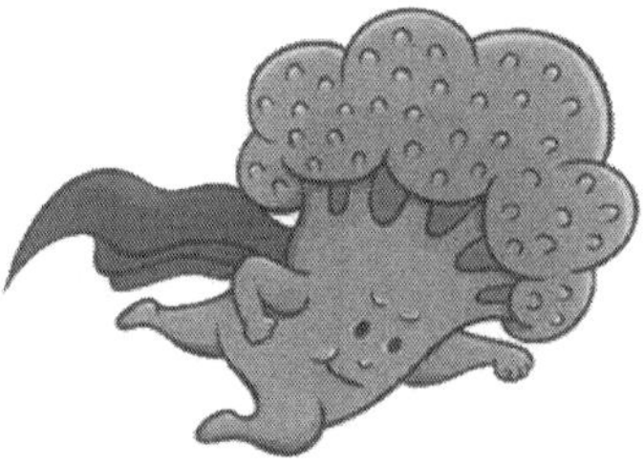

Zubereitungszeit: 25 Minuten

Zubereitung:

1. Die Tomaten waschen und den Stunk entfernen.
2. Die Tomaten häuten, indem sie über Kreuz eingeschnitten werden und mit kochendem Wasser übergossen werden. Häuten und pürieren.
3. Die Nudeln nach der Angabe auf der Packung kochen.
4. Das Tomatenpüree mit dem Tomatenmark in einem Topf erhitzen. Basilikum waschen und klein hacken. Das klein geschnittene Basilikum in den Topf mischen.
5. Nachdem die Nudeln abgegossen wurden, mit der Soße vermischen.

150. Zuckerfreie Kekse

Zutaten für 1 Portion:

- 150 g feine Haferflocken
- 2 reife Bananen
- 100 g Vollkornmehl
- 50 g Butter

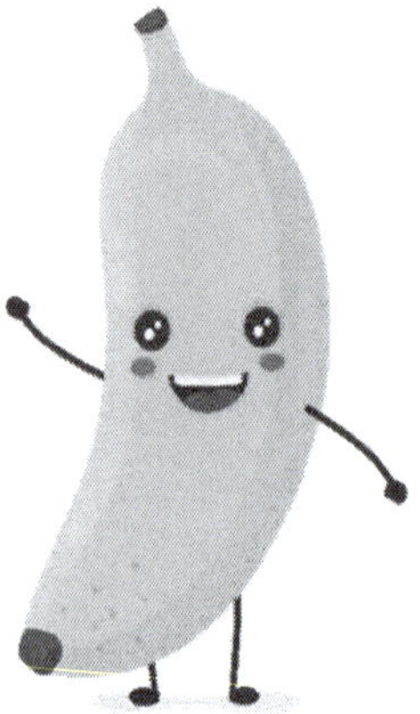

Zubereitungszeit: 20 Minuten

Zubereitung:

1. Die Bananen in einer Schüssel zu Brei zerdrücken und mit den restlichen Zutaten vermischen.
2. Falls der Keksteig zu fest sein sollte, noch ein wenig Wasser hinzugeben. Den Teig in kleine Kreise formen und auf einem Backblech mit Backpapier auslegen.
3. Im vorgeheizten Backofen bei 180 Grad Ober- und Unterhitze für ungefähr 15 Minuten backen.

Schlusswort

Wir hoffen Ihrem Baby schmecken unsere 150 leckeren und nahrhaften Babybrei Rezepte und wünschen guten Appetit!

REZEPTE
PROFIS

Weitere Kochbücher von den Rezepte Profis

Suchen Sie nach weiteren leckeren, gesunden Gerichten? Dann empfehlen wir Ihnen unsere anderen Kochbücher mit 150 vielfältigen Rezepten!

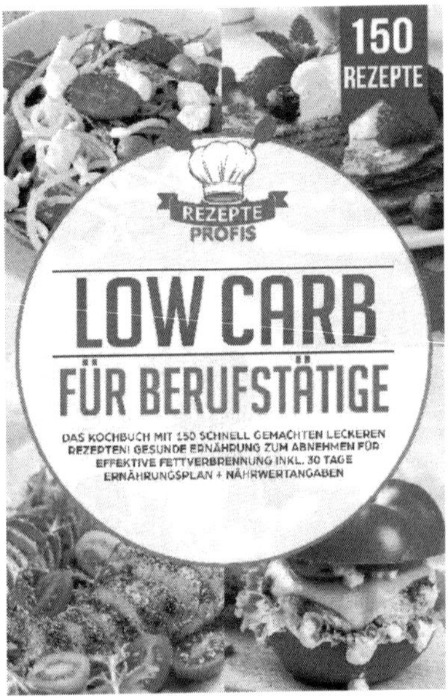

https://www.amazon.de/dp/1699682313

Low Carb für Berufstätige: Das Kochbuch mit 150 schnell gemachten leckeren Rezepten! Gesunde Ernährung zum Abnehmen für effektive Fettverbrennung inkl. 30 Tage Ernährungsplan + Nährwertangaben

ISBN-13: 978-1699682319

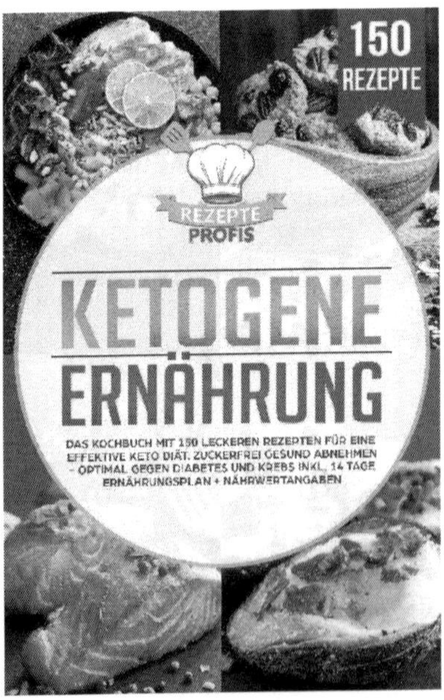

https://www.amazon.de/dp/1686031858

Ketogene Ernährung: Das Kochbuch mit 150 leckeren Rezepten für eine effektive Keto Diät. Zuckerfrei gesund abnehmen - Optimal gegen Diabetes und Krebs inkl. 14 Tage Ernährungsplan + Nährwertangaben

ISBN-13: 978-1686031854

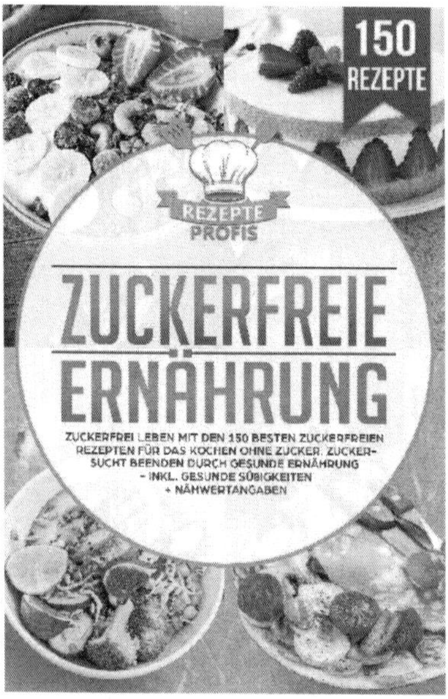

https://www.amazon.de/dp/179783830X

Zuckerfreie Ernährung: Zuckerfrei leben mit den 150 besten zuckerfreien Rezepten für das Kochen ohne Zucker. Zuckersucht beenden durch gesunde Ernährung - Inkl. gesunde Süßigkeiten + Nähwertangaben

ISBN-13: 978-1090155665

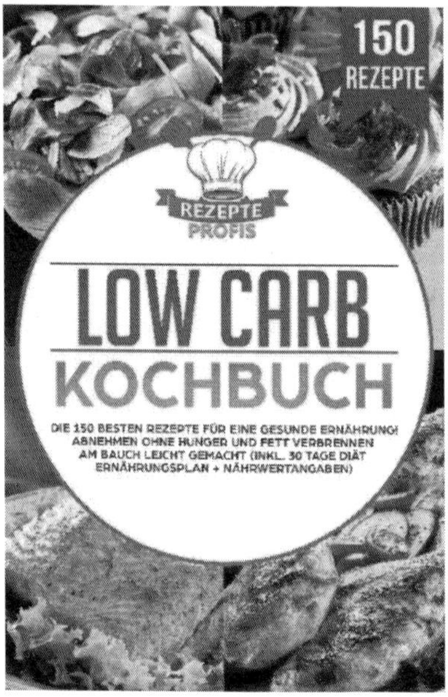

https://www.amazon.de/dp/1793817952

Low Carb Kochbuch: Die 150 besten Rezepte für eine gesunde Ernährung! Abnehmen ohne Hunger und Fett verbrennen am Bauch leicht gemacht (inkl. 30 Tage Diät Ernährungsplan + Nährwertangaben)

ISBN-13: 978-1793817952

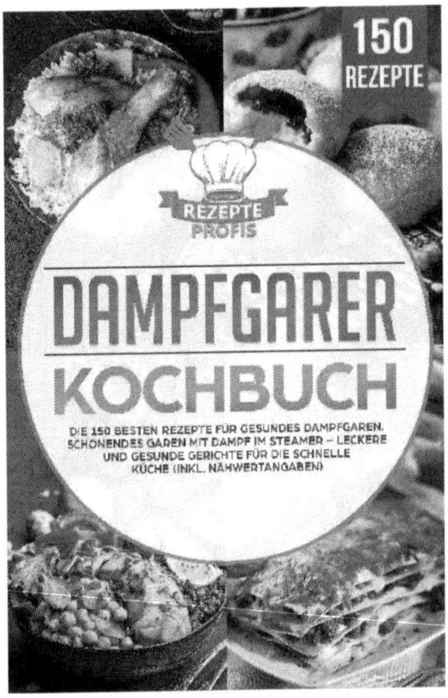

https://www.amazon.de/dp/1090155662

Dampfgarer Kochbuch: Die 150 besten Rezepte für gesundes Dampfgaren. Schonendes Garen mit Dampf im Steamer – Leckere und gesunde Gerichte für die schnelle Küche (inkl. Nährwertangaben)

ISBN-13: 978-1090155665

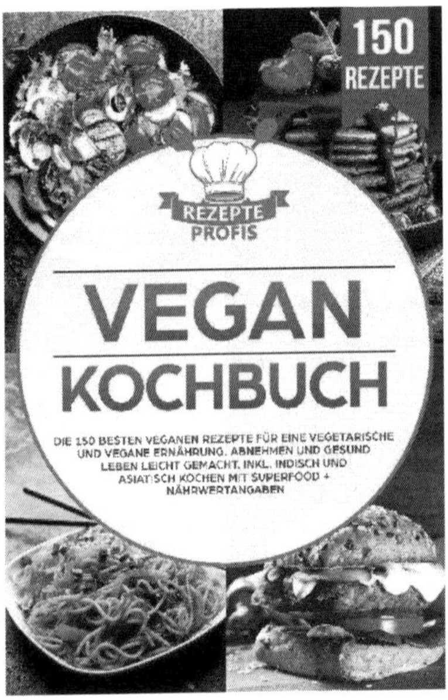

https://www.amazon.de/dp/1794511075

Vegan Kochbuch: Die 150 besten veganen Rezepte für eine vegetarische und vegane Ernährung. Abnehmen und gesund leben leicht gemacht. Inkl. indisch und asiatisch kochen mit Superfood + Nährwertangaben

ISBN-13: 978-1794511071

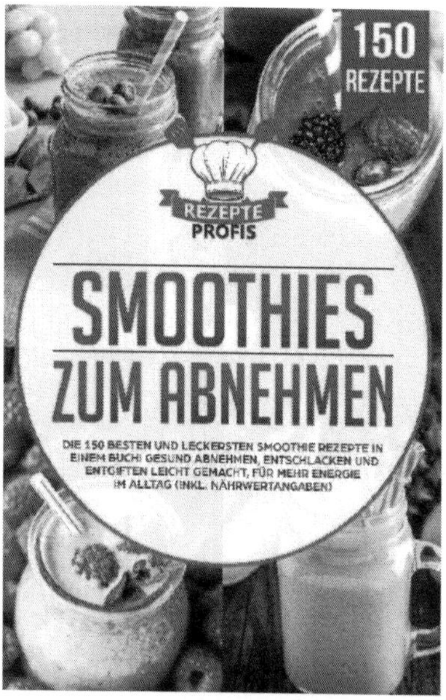

https://www.amazon.de/dp/1791690777

Smoothies zum Abnehmen: Die 150 besten und leckersten Smoothie Rezepte in einem Buch! Gesund Abnehmen, Entschlacken und Entgiften leicht gemacht, für mehr Energie im Alltag (inkl. Nährwertangaben)

ISBN-13: 978-1791690779

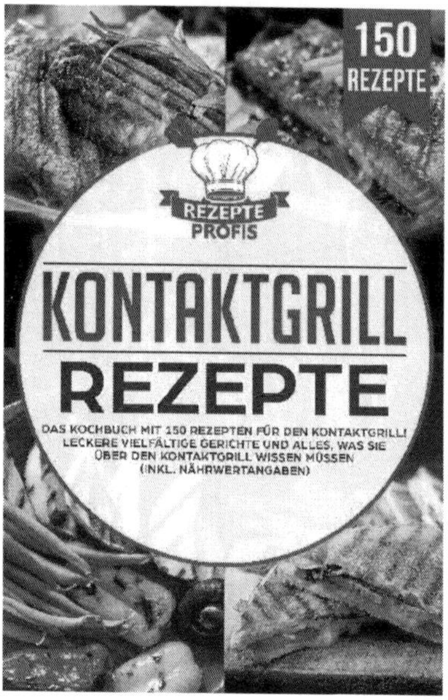

https://www.amazon.de/dp/173084751X

Kontaktgrill Rezepte: Das Kochbuch mit 150 Rezepten für den Kontaktgrill! Leckere vielfältige Gerichte und alles, was Sie über den Kontaktgrill wissen müssen (inkl. Nährwertangaben)

ISBN-13: 978-1730847516

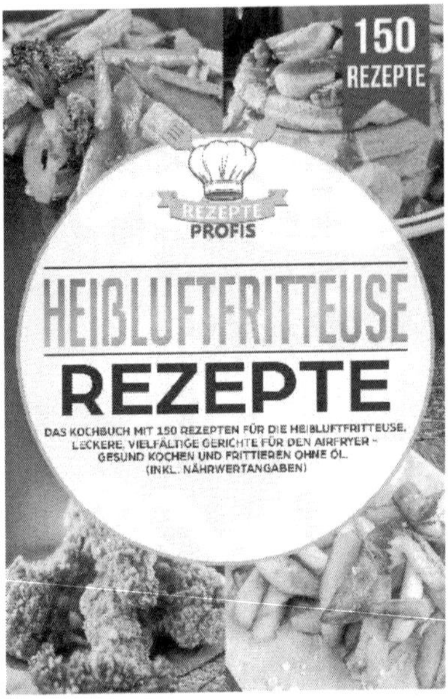

https://www.amazon.de/dp/1790589444

Heißluftfritteuse Rezepte: Das Kochbuch mit 150 Rezepten für die Heißluftfritteuse. Leckere vielfältige Gerichte für den Airfryer - Gesund kochen und frittieren ohne Öl (inkl. Nährwertangaben)

ISBN-13: 978-1790589449

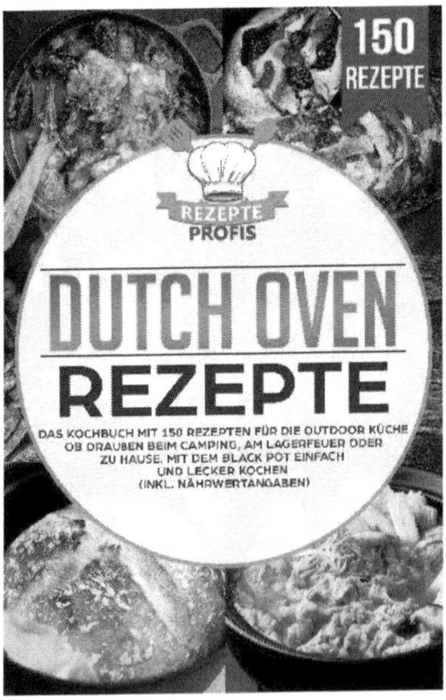

https://www.amazon.de/dp/1731340168

Dutch Oven Rezepte: Das Kochbuch mit 150 Rezepten für die Outdoor Küche! Ob draußen beim Camping, am Lagerfeuer oder Zuhause. Mit dem Black Pot einfach und lecker kochen (inkl. Nährwertangaben)

ISBN-13: 978-1731340160

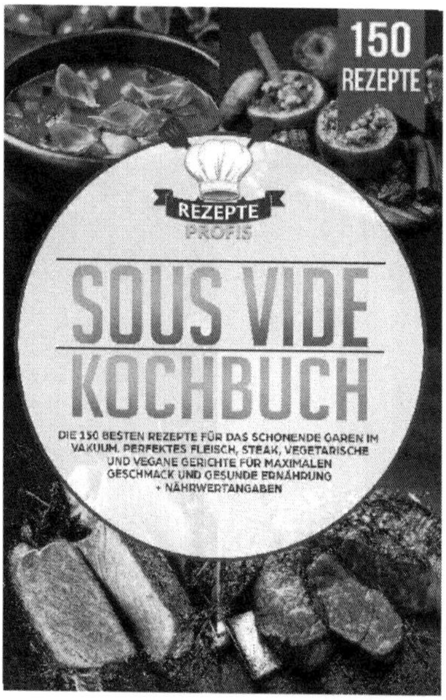

https://www.amazon.de/dp/1070440132

Sous Vide Kochbuch: Die 150 besten Rezepte für das schonende Garen im Vakuum. Perfektes Fleisch, Steak, vegetarische und vegane Gerichte für maximalen Geschmack und gesunde Ernährung + Nährwertangaben

ISBN-13: 978-1070440132

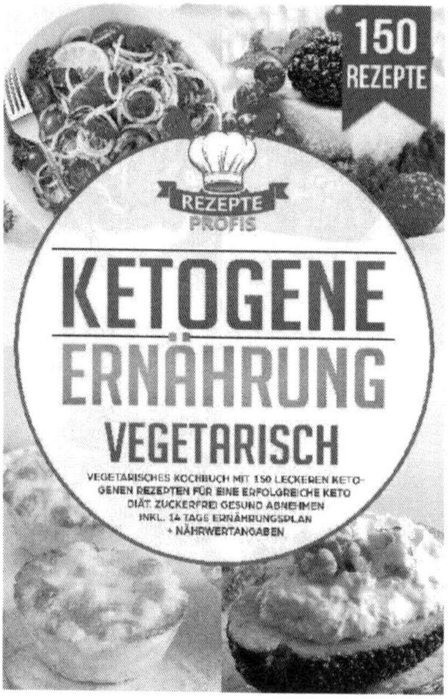

https://www.amazon.de/dp/1702182126/

Ketogene Ernährung Vegetarisch: Vegetarisches Kochbuch mit 150 leckeren ketogenen Rezepten für eine erfolgreiche Keto Diät. Zuckerfrei gesund abnehmen inkl. 14 Tage Ernährungsplan + Nährwertangaben

ISBN-13: 978-1702182126

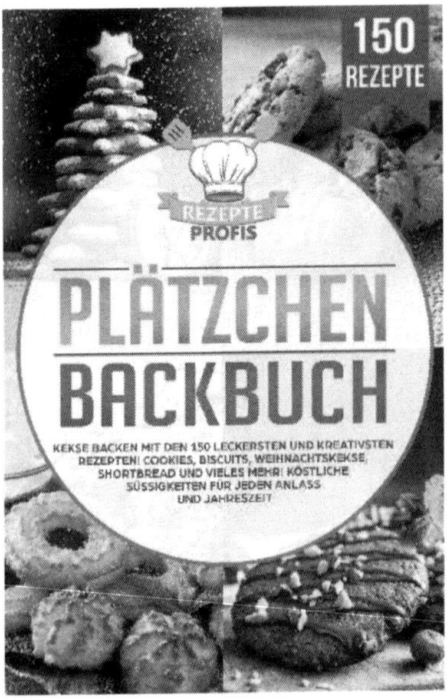

https://www.amazon.de/dp/1672169542

Plätzchen Backbuch: Kekse backen mit den 150 leckersten und kreativsten Rezepten! Cookies, Biscuits, Weihnachtskekse, Shortbread und vieles mehr! Köstliche Süßigkeiten für jeden Anlass und Jahreszeit

ISBN-13: 978-1672169547

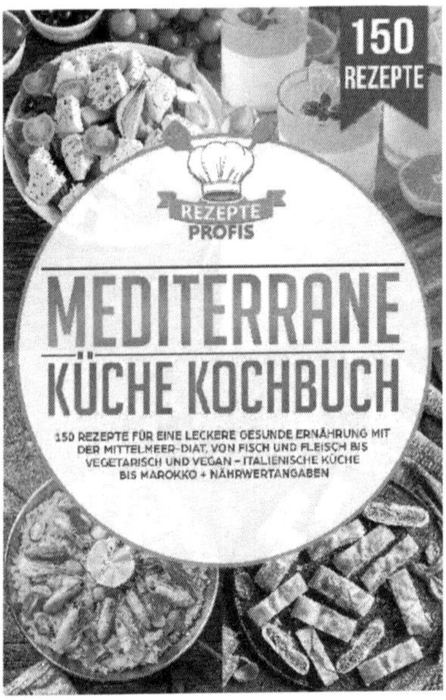

https://www.amazon.de/dp/1658561007

Mediterrane Küche Kochbuch: 150 Rezepte für eine leckere gesunde Ernährung mit der Mittelmeer-Diät. Von Fisch und Fleisch bis vegetarisch und vegan - Italienische Küche bis Marokko + Nährwertangaben

ISBN-13: 978-1658561006

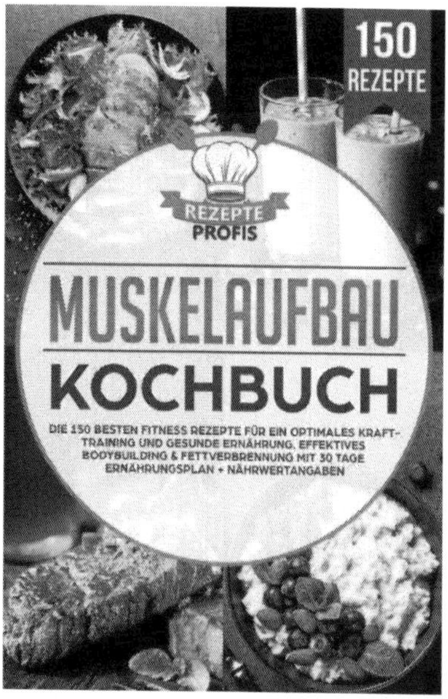

https://www.amazon.de/dp/B0848P31T4

Muskelaufbau Kochbuch: Die 150 besten Fitness Rezepte für ein optimales Krafttraining und gesunde Ernährung. Effektives Bodybuilding & Fettverbrennung mit 30 Tage Ernährungsplan + Nährwertangaben

ISBN-13: 979-8604649688

Rechtliches

Impressum

Rezepte Profis wird vertreten durch:

Noma Commerce GmbH
Stresemannstraße 84
22769 Hamburg

Coverbilder:
279photo Studio, margouillat photo, etorres, MaraZe | shutterstock.com

Haftung für externe Links

Das Buch enthält Links zu externen Webseiten Dritter, auf deren Inhalt der Autor keinen Einfluss hat. Deshalb kann für die Inhalte externer Inhalte keine Gewähr übernommen werden. Für die Inhalte der verlinkten Webseiten ist der jeweilige Anbieter oder Betreiber der Webseite verantwortlich. Die verlinkten Seiten wurden zum Zeitpunkt der Verlinkung auf mögliche Rechtsverstöße überprüft. Rechtswidrige Inhalte waren zum Zeitpunkt der Verlinkung nicht erkennbar. Eine permanente inhaltliche Kontrolle der verlinkten Webseiten ist jedoch ohne konkrete Anhaltspunkte einer Rechtsverletzung nicht zumutbar. Bei Bekanntwerden von Rechtsverletzungen werden derartige Links umgehend entfernt.

Printed in Poland
by Amazon Fulfillment
Poland Sp. z o.o., Wrocław

63149158R00101